U0880113

中医临床必读丛书

医学心悟

清·程国彭　撰
田代华　整理

人民卫生出版社

图书在版编目（CIP）数据

医学心悟/清·程国彭撰　田代华整理. —北京：人民卫生出版社，2006.6

（中医临床必读丛书）

ISBN 978-7-117-07612-8

Ⅰ.医…　Ⅱ.①程…②田…　Ⅲ.中医学临床-中国-清代　Ⅳ.R24

中国版本图书馆 CIP 数据核字（2006）第 044392 号

中医临床必读丛书

医学心悟

著　　者：清·程国彭
整　　理：田代华
出版发行：人民卫生出版社（中继线 010-59780011）
地　　址：北京市朝阳区潘家园南里 19 号
邮　　编：100021
E - mail：pmph @ pmph.com
购书热线：010-59787592　010-59787584　010-65264830
印　　刷：北京盛通印刷股份有限公司
经　　销：新华书店
开　　本：850×1168　1/32　　**印张：**10.5
字　　数：203 千字
版　　次：2006 年 6 月第 1 版　2025 年 1 月第 1 版第 27 次印刷
标准书号：ISBN 978-7-117-07612-8/R·7613
定　　价：19.00 元
打击盗版举报电话：010-59787491　**E-mail：WQ @ pmph.com**
（凡属印装质量问题请与本社市场营销中心联系退换）

出版者的话

中医要发展创新，提高临床疗效是必由之路。而提高临床疗效的捷径，就是继承前人宝贵的诊疗理论和丰富的临床经验。古今大凡著名医家，无不是在熟读古籍，继承前人经验的基础上而成为一代宗师的。厚积薄发，由博返约，是读书成才的必然过程。步入21世纪，中医的发展与创新仍然离不开继承，而继承的第一步必须是熟读中医古籍，奠定基础。这好比万丈高楼，筑基必坚；参天大树，扎根必深。

为了在新世纪进一步发展中医，提高中医临床疗效水平，针对目前中医现状，国家中医药管理局启动了"优秀中医临床人才研修项目"。该计划首批精选培养名中医200名左右，期望在新世纪再培养一大批中医临床大家，为我国人民的医疗保健再做贡献。做临床，必读古籍；做名医，更需要熟悉古籍并能灵活应用。为了适应中医临床人才培养计划，我们从"优秀中医临床人才研修项目"必读书目中先期精选了中医各科必读的20种予以整理出版，后51种相继出版发行，《中医临床必读丛书》的出版渐臻完备。本丛书共71种，所选精当，涵盖面广，多为历代医家推崇，尊为必读经典著作，在中医学发展的长河中，占有重要的学术地位。

本次整理突出了以下特点：①力求原文准确，每种医籍均由各科专家遴选精善底本，加以严谨校勘，为读者提供精确的原文。②原则上只收原文，不作校记和注释，旨在使读者在研习之中渐得旨趣，体悟真谛。③每书撰写了导读，介绍该书的作者生平、成书背景、学术特点，及对临床的指导意义以及如何学习运用等内容，提要钩玄，以启迪读者。为便于读者检索，书后附以索引。

期望本丛书的出版，能真正起到读古籍，筑根基，做临床，提疗效的作用，有助于中医临床人才的培养和成长，以推动我国中医药事业的发展与创新。

一、经典著作

《黄帝内经素问》
《灵枢经》
《伤寒论》
《金匮要略》
《温病条辨》
《温热经纬》

二、通用著作

《素问玄机原病式》
《素问病机气宜保命集》
《儒门事亲》
《脾胃论》
《兰室秘藏》
《格致余论》
《丹溪心法》
《景岳全书》
《医贯》
《理虚元鉴》
《慎柔五书》
《医宗金鉴》
《石室秘录》
《杂病源流犀烛》
《类证治裁》
《医林改错》
《血证论》
《本草备要》
《医方集解》
《名医类案》
《医学衷中参西录》

三、各科著作

（一）内科

《金匮钩玄》
《秘传证治要诀及类方》
《医宗必读》
《医学心悟》
《证治汇补》
《医门法律》
《张氏医通》
《张聿青医案》

《临证指南医案》
《症因脉治》
《医学入门》
《医醇賸义》

（二）外科

《外科证治全生集》
《外科发挥》
《疡科心得集》
《外科精义》

（三）妇科

《妇人大全良方》
《女科经纶》
《傅青主女科》
《竹林寺女科秘传》
《济阴纲目》

（四）儿科

《小儿药证直诀》
《活幼心书》
《幼科发挥》
《幼幼集成》

（五）眼科

《秘传眼科龙木论》
《审视瑶函》
《银海精微》
《目经大成》
《眼科金镜》

（六）耳鼻喉科

《重楼玉钥》
《口齿类要》
《喉科秘诀》

（七）针灸科

《针灸甲乙经》
《针灸大成》
《针灸聚英》

（八）骨伤科

《永类钤方》
《仙授理伤续断秘方》
《世医得效方》
《正体类要》
《伤科汇纂》
《厘正按摩要术》

（九）养生

《遵生八笺》
《老老恒言》

人民卫生出版社

2006年5月

序

中医药学是具有中国特色的生命科学，是科学与人文融合得比较好的学科，在人才培养方面，只要遵循中医药学自身发展的规律，只要把中医理论知识的深厚积淀与临床经验的活用有机的结合起来，就能培养出优秀的中医临床人才。

近百余年西学东渐，再加上当今市场经济价值取向的作用，使得一些中医师诊治疾病，常以西药打头阵，中药作陪衬，不论病情是否需要，一概是中药加西药。更有甚者不切脉、不辨证，凡遇炎症均以解毒消炎处理，如此失去了中医理论对诊疗实践的指导，则不可能培养出合格的中医临床人才。对此，中医学界许多有识之士颇感忧虑而痛心疾首。中医中药人才的培养，从国家社会的需求出发，应该在多种模式多个层面展开。当务之急是创造良好的育人环境。要倡导求真求异，学术民主的学风。国家中医药管理局设立了培育名医的研修项目，首先是参师襄诊，拜名师制订好读书计划，因人因材施教，务求实效。论其共性则需重视“悟性”的提高，医理与易理相通，重视易经相关理论的学习；还有文献学、逻辑学，生命科学原理与生物信息学等知识的学习运用。“悟性”主要体现在联系临床，提高思想思考思辨的能力，破解疑难病例获取疗效。再者是熟读一本临证案头书，研修项目精选的书目可以任选，作为读经典医籍研修晋阶保底的基本功。第二是诊疗环境，我建议城市与乡村、医院与诊所、病房与门诊可以兼顾，总以多临证多研讨为主。若参师三五位以上，年诊千例以上，必有上乘学问。第三是求真务实，“读经典做临床”关键在“做”字上苦下功夫，敢于置疑而后验证、诠释进而创新，诠证创新自然寓于继承之中。

中医治学当溯本求源，古为今用，继承是基础，创新是归宿，认真继承中医经典理论与临床诊疗经验，做到中医不能丢，进而才是中医现代化的实施。厚积薄发、厚今薄古为治学常理。所谓勤求古训、融汇新知，即是运用科学的临床思维方法，将理论与实践紧密联系，以显著的疗效、诠释、求证前贤的理论，寓继承之中求创新发展，从理论层面阐发古人前贤之未备，以推进中医学科的进步。

综观古往今来贤哲名医均是熟谙经典，勤于临证，发遑古义，创立新说者。通常所言的“学术思想”应是高层次的成就，是锲而不舍长期坚持“读经典做临床”在取得若干鲜活的诊疗经验的基础上，应是学术闪光点凝聚提炼出的精华。笔者以弘扬中医学学科的学术思想为己任而决不敢言自己有什么学术思想，因为学术思想一定要具备有创新思维与创新成果，当然是在继承为基础上的创新；学术思想必有理论内涵指导临床实践，能以提高防治水平；再者学术思想不应是一病一证一法一方的诊治经验与心得体会。如金元大家刘完素著有《素问玄机原病式》，自述“法之与术，悉出《内经》之玄机”，于刻苦钻研运气学说之后，倡“六气皆从火化”，阐发火热症证脉治，创立脏腑六气病机、玄府气液理论。其学术思想至今仍能指导温热、瘟疫的防治。非典型传染性肺炎(SARS)流行时，运用玄府气液理论分析证候病机，确立治则治法，遣药组方获取疗效，应对突发公共卫生事件造福群众。毋庸置疑刘完素是“读经典做临床”的楷模，而学习历史，凡成中医大家名师者基本如此，即使当今名医具有卓越学术思想者，亦无例外，因为经典医籍所提供的科学原理至今仍是维护健康防治疾病的准则，至今仍葆其青春，因此“读经典做临床”具有重要的现实意义。

值得指出，培养临床中坚骨干人才，造就学科领军人物是当务之急。在需要强化“读经典做临床”的同时，以唯物主义史观学习易经易道易图，与文、史、哲，逻辑学交叉渗透融合，提高“悟性”指导诊疗工作。面对新世纪东学西渐是另一股潮流，国外学者研究老聃、孔丘、朱熹、沈括之学，以应对技术高速发展与理论相对滞后的矛盾日趋突出的现状。譬如老聃是中国宇宙论的开拓者，惠施则注重宇宙中一般事物的观察。他解释宇宙为总包一切之“大一”与极微无内之“小一”构成，大而无外小而无内，大一寓有小一，小一中又涵有大一，两者相兼容而为用。如此见解不仅对中医学术研究具有指导作用，对宏观生物学与分子生物学的链接，纳入到系统复杂科学的领域至关重要。近日有学者撰文讨论自我感受的主观症状对医学的贡献和医师参照的意义；有学者从分子水平寻求直接调节整体功能的物质，而突破靶细胞的发病机制；有医生运用助阳化气，通利小便的方药能同时改善胃肠症状治疗幽门螺杆菌引起的胃炎，还有医生使用中成药治疗老年良性前列腺增生，运用非线性方法，优化观察指标，不把增生前列腺的直径作为惟一的“金”指标，用综合量表评价疗效而获得认许，这就是中医的思维，要坚定地走中国人自己的路。

人民卫生出版社为了落实国家中医药管理局设立的培育名医的研修项目，先从研修项目中精选 20 种古典医籍予以出版，余下 50 余种陆续刊行，为我们学习提供了便利条件，只要我们“博学之，审问之，慎思之，明辩之，笃行之”，就会学有所得、学有所长、学有所进、学有所成。治经典之学要落脚临床，实实在在去“做”，切忌坐而论道，应端正学风，尊重参师，教学相长，使自己成为中医界骨干人才。名医不是自封的，需要同行认可，而社会认可更为重要。让我们互相勉励，为中国中医名医战略实施取得实效多做有益的工作。

王永炎

2005 年 7 月 5 日

导读

《医学心悟》为综合性临床医学著作，初刊于雍正十年(1732)，其理论与临床紧密结合，论述全面中肯，语言简明平易，治法切于实用，刊行后广为流传，成为初学中医者的必读之书。

一、《医学心悟》与作者

《医学心悟》为清代名医程国彭撰著。程国彭，字钟龄，原字山龄，号恒阳子。天都（今安徽歙县）人。生卒年未详，约生活于康熙、雍正年间。少时因多病刻苦学医，潜心研究各家医著，博采众长，融会贯通，终以医术闻名遐迩，“踵门者无虚日”。程氏主张学贵沉潜，凡医理未明者则昼夜沉思，有所悟即笔之于书，历 30 年，著成《医学心悟》五卷。晚年至天都普陀寺修行，法号普名子。感《心悟》于外科有所未备，又著《外科十法》一卷，后附于《心悟》之末。

本书是程氏根据自己 30 年的治医经验，并融会《内经》、《难经》及历代名医精华编写而成。首卷阐述 22 篇医学论文，其中“医中百误歌”、“火字解”、“寒热虚实表里阴阳辨”、“医门八法”、“伤寒主治四字论”、“杂证主治四字论”等，代表了程氏的主要学术思想。第二卷介绍《伤寒论》，对伤寒六经证治及传经、直中、合病、并病、两感、兼病等所见病症进行了详细剖析，回答了《伤寒论》诸多疑难问题。第三卷至第五卷介绍内科杂病、五官、外科及妇科常见病的证治。所附《外科十法》则补充了《心悟》外科证治的不足。在对各科证治的辨析中，程氏重在辨明病因病机、表里寒热虚实，然后介绍适宜的治疗方法，并创制了许多有效方剂，如止嗽散、半夏白术天麻汤、消瘰丸、蠲痹汤等，至今仍为人们所常用。

二、本书的学术特点及对临床的指导意义

程氏为清代著名医家，临床经验丰富，他熟读经典，旁涉金元诸子，“凡书理有未贯彻者，则昼夜追思，恍然有悟即援笔而识之”，故本书具有明显的学术特点，对临床确有重要的指导意义。主要有四点：

1. 八纲辨证论

程氏在《伤寒论》六经辨证和《金匮要略》脏腑辨证的基础上，结合临床实践，悟出疾病尽管错综复杂，不外“寒热、虚实、表里、阴阳”八字，从而提出八纲辨证理论。程氏指出：“病有总要，寒、热、虚、实、表、里、阴、阳，八字而已。病情既不外此，则辨证之法亦不出此。”认为：一病之寒热，全在口渴与不渴、渴而消水与不消水、饮食喜热与喜冷、烦躁与厥逆、溺之长短赤白、便之溏结、脉之迟数以分之。一病之虚实，全在有汗与无汗、胸腹胀痛与否、胀之减与不减、痛之拒按与喜按、病之新久、禀之厚薄、脉之虚实以分之。一病之表里，全在发热与潮热、恶寒与恶热、头痛与腹痛、鼻塞与口燥、舌苔之有无、脉之浮沉以分之。至于病之阴阳，统上六字而言，所包者广。热者为阳，实者为阳，在表者为阳；寒者为阴，虚者为阴，在里者为阴。程氏八纲辨证理论受到后人的重视，成为公认的辨证纲领。他在《凡例》中说：“凡病不外寒热、虚实、表里、阴阳。兹特著为辨论，约之则在指掌之中，推之可

应无穷之变，学者宜究心焉。”的确，若将八字结合，即可推演出许多病证，可以穷尽外感、内伤各种证候。

2. 八法治病论

程氏根据复杂的临床疾病，以及众多的治疗方法，在八纲辨证的基础上，又提出了“汗和下消吐清温补”八法治病理论。指出：“论治病之方，则又以汗、和、下、消、吐、清、温、补八法尽之。盖一法之中，八法备焉，八法之中，百法备焉。病变虽多，而法归于一。此予数十年来，心领神会，历试不谬者。”提出：汗者，散也。风寒初客于人也，头痛发热而恶寒，鼻塞声重而体痛，此皮毛受病，法当汗之。伤寒在半表半里者，惟用和之一法，仲景用小柴胡汤加减；又有清而和者，温而和者，消而和者，补而和者，燥而和者，润而和者，兼表而和者，兼攻而和者，和之义则一，而和之法变化无穷。下者，攻也，攻其里也。凡伤寒热结大肠、水停胁下、血蓄下焦，杂病宿食积滞、痰水内停、虫积血积、内痈便结，均可攻下。消者，去其壅也。凡脏腑筋络肌肉之间，本无此物而忽有之，必为消散，乃得其平。如积聚在内，应辨明气血、食积、停痰、蓄水、痈脓、虫蛊、劳瘵，与夫痃癖、癥瘕、七疝、胞痹、肠覃、石瘕，以及前后二阴诸疾，按法而消之。吐者，治上焦也。凡胸次之间、咽喉之地，或有痰食、痈脓，法当吐之。如缠喉锁喉，食停胸膈，停痰蓄饮，胃脘痈脓诸症，皆当吐者也。清者，清其热也。凡脏腑有热则清之；六淫之邪，皆不免于病热，热气熏蒸，或见于口舌、唇齿之间，或见于口渴、便溺之际，均宜清之。温者，温其中也。脏受寒侵，或伤寒自表而入，或不由表入而直中阴经者，法当温之；又或寒湿侵淫，四肢拘急，发为痛痹，亦宜温散。补者，补其虚也。凡阳气日消，阴血暗耗，五脏虚损，皆宜补之。对各法的治疗方药，亦作了简明的介绍。程氏还对各法当用不用、不当用而用、当用而用不得其法、当用而不明脏腑、不辨体质等以误人者，进行了详细辨析，以避免在临证中出现错误。他在《凡例》中说："医门论治，本有八法，而方书或言五法，或言六法，时医更执偏见，各用一二法，自以为是，遂至治不如法，轻病转重，重病转危，而终则至于无法，大可伤也。予故著为医门八法，反复详论，俾业医者沉酣于八法之中，将以扶危定倾，庶几其有活法矣。"程氏"治病八法"被后世广为应用，今人又在其基础上加以补充，将理气、活血、化痰、祛瘀、除湿、利水等法融会于八法之中，使治病方法更加符合临床实际。

3. 伤寒主治四字论

程氏曾苦读《伤寒论》，对书中内容进行了深入探讨，最终悟出"伤寒主治四字"理论。他在《凡例》中说："伤寒门，古称三百九十七法、一百一十三方，尚不能尽其变。遂谓仲景《伤寒论》非全书，而予独以四字论括之，何其简也！不思伤寒只此表、里、寒、热四字，由四字而敷为八句，伤寒实无余蕴。夫伤寒有表寒，有里寒，有表热，有里热，有表里皆热，有表里皆寒，有表寒里热，有表热里寒。精乎此，非惟三百九十七法、一百一十三方可坐而得，即千变万化亦皆范围其中。予读仲景书数十年，颇有心得，因著《伤寒四字论》，以为后学津梁云。"认为：太阳、阳明为表，太阴、少阴、厥阴为里，少阳居表里之间，谓之半表半里。凡伤寒，自阳经传入者为热邪；不由阳经传入，而直入阴经者谓之中寒，则为寒邪。并进一步分析了表寒、里寒、表热、里热、表里皆热、表里皆寒、表寒里热、表热里寒的见证其及临床表现。再次提出："伤寒变证，万有不齐，而总不外乎表、里、寒、热四字。其表里寒热，变化莫测，而总不出此八言为纲领。予寝食于兹者三十年矣，得之于心，应之于手，今特指出而发明之，学者其可不尽心乎！"程氏不仅用四字、八言作为概括伤寒的纲领，还对伤寒经病、腑病、合病、并病、直中证、两感证、兼证等作了详悉的分析，务使纲举目张，辨论详明，毫无蒙混。可见其用心良苦，学子若能取则乎此，必能渐登仲景之堂而入其室矣。

4. 火字论

《内经》有壮火、少火之名，后人有天火、人火、君火、相火、龙火、雷火之论，朱丹溪以虚实二字括之，可谓善言火矣。后人宗其说，但于治火却卒无定见，故程氏因改易数字加以解释。指出：实火者，六淫之邪，饮食之伤，自外而入，势犹贼也；虚火者，七情色欲，劳役耗神，自内而发，势犹子也。贼至则驱之，如消散、清凉、攻伐等药，皆可按法取用。盖刀枪剑戟，原为驱贼设也。子逆则安之，如补气、滋水、理脾等药，皆可按法施治。盖饮食器用，原为养子设也。贼火可驱而不可留，子火可养而不可害。认为：驱贼火有四法：一曰发。风寒壅闭，火邪内郁，宜升发之，如升阳散火汤之类是也。二曰清。内热极盛，宜用寒凉，如黄连解毒汤之类是也。三曰攻。火气郁结，大便不通，法当攻下，此釜底抽薪之法，如承气汤之类是也。四曰制。热气拂郁，清之不去，攻之不可，此本来真水有亏，不能制火，当滋其肾，如地黄汤之类可用也。养子火有四法：一曰达。肝经气结，五郁相因，当顺其性而升之，所谓木郁则达之，如逍遥散之类是也。此以一方治木郁而诸郁皆解也。二曰滋。虚火上炎，必滋其水，所谓壮水之主以镇阳光，如六味汤之类是也。三曰温。劳役神疲，元气受伤，阴火乘其土位，《经》曰劳者温之，又曰甘温能除大热，如补中益气汤之类是也。四曰引。肾气虚寒，逼其无根失守之火，浮游于上，当以辛热杂于壮水药中，导之下行，所谓导龙入海，引火归原，如八味汤之类是也。然有邪盛正虚之时，而用攻补兼行之法，或滋水制火之法，往往取效。可见，程氏以贼火、子火论火之虚实，可谓形象生动，使千古晦义昭然，而于临证用药之时，确有画龙点睛之妙。

三、如何学习运用本书

1. 阅读序言及凡例

他序多为亲朋好友、同学弟子所为，与作者常朝夕相处，交往密切，对作者的为人处事、治学精神及学术思想了如指掌。自序乃为作者的自白，常对学医经历、治医心得及写作目的进行简要介绍。故阅读序言可以了解作者的生平、时代背景、治学态度、著述缘由及良苦用心。凡例主要是作者介绍该书的特点和创新之处，故学习凡例可以了解本书需要掌握的重点内容。对于初学者来说，阅读序言及凡例非常重要，它可以帮助读者全面深入的了解作者及该书的主要内容。

2. 结合临床实践体验该书理论

本书是一部理论与临床紧密结合的医学著作，其理论来源于临床实践，亦应经得起临床的检验。故学习本书时，要结合临床实践有所“心悟”，去验证程氏提出的辨证八纲、治病八法、伤寒表里虚实四字、以及虚火实火治法等理论，学会博览群书，沉思力索，“以造诣于精微之域，则心如明镜，笔发春花，于以拯救苍生，而药无虚发，方必有功”。

田代华

2006 年 4 月

整理说明

《医学心悟》为清代名医程国彭撰著。程国彭，字钟龄，原字山龄，号恒阳子。天都（今安徽歙县）人。生卒年不可详考，约生活于康熙、雍正年间。少时因多病刻苦学医，潜心研究各家医著，博采众长，融会贯通，终以医术闻名遐迩。程氏主张学贵沉潜，凡医理未明者则昼夜沉思，有所悟即笔之于书，历30年，著成《医学心悟》五卷。晚年至天都普陀寺修行，感《心悟》于外科有所未备，又著《外科十法》1卷，后附于《心悟》之末。

《医学心悟》自清雍正十年（1732）刊行后，很快流传全国，历朝均有刊刻，故版本甚多。本次整理乃以雍正十年（1732）程树滋堂原刻本为底本，该本卷帙齐全，刻工精细，错误较少，有很高的文献价值。对校本有：清嘉庆二十四年（1819）上海扫叶山房刻本、上海锦章书局1912年石印本、民国曹炳章《中国医学大成》1936年铅印本等。另外，由于程树滋堂本缺《外科十法》一卷，而扫叶山房本收之，故该卷以扫叶山房本为底本，以锦章书局本及《中国医学大成》本为对校本。他校则以本书所引著作之通行本为校本。

对本书的整理，主要采取了以下方法：

一、将原书繁体竖排改为简本横排，并以现代标点符号对原书进行句读。凡底本中代表前文的“右”字，一律改为“上”

字；代表后文的“左”字，一律改为“下”字。

二、对原书中个别段落较长者，根据文义重新划分为若干小段，以便于习览。

三、对原书目录重新整理，将第二卷正文前目录移于总目录中。

四、将各卷卷名前之“医学心悟”、各卷正文前之“天都普明子程国彭钟龄著”及各卷正文后之“医学心悟某卷终”等一律删去。又卷二“治伤寒类伤寒辨”于每节前均标有“一”字，无实义，今亦删去。

五、底本中因写刻致误的明显错字及俗写字，予以径改；书中俗写之药名，一律径改为现行标准用名，如枝子改为栀子、旁子改为蒡子、山查改为山楂、兔丝子改为菟丝子、胡蕉改为胡黄连等。

六、凡底本与校本互异，若显系底本误脱衍倒者，予以改正；若难以判定是非，或两义均通者，则不改原文；若显系校本讹误者，亦不予处理。若底本与校本虽同，但原文仍属错误者，亦据理校予以改正。

七、底本中“疰”、“证”用法混乱，无所区分。本次整理，以现代中医学用法律之，即凡属证候者用“证”；凡属症状者用“症”；他如“临证”、“杂证”、“变证”等，则随文改用。

八、对本书常用的部分通假字、异体字、古今字，具体处理如下：班，作“斑疹”、“斑点”用时，以“斑”律之；辩，作“分辨”、“辨别”用时，以“辨”律之；钟，作“盅”用时，以“盅”律之；弭患与弥患，以“弥患”律之；噎膈与噎隔，以“噎膈”律之等。

由于整理者水平有限，疏漏之处在所难免，敬请同道指正。

饶序

昔人云：不为良相，即为良医。诚以济人为急。相之良则安天下，医之良则自乡而国，罔不获济。虽隐与显有殊，而名闻于一时，眼前收效，是亦君子之所用心而不敢忽也。第操是术者，非探其奥窈，有以洞见肺腑，讵可轻为尝试！此予少时曾读《灵兰》，惊深渊浮云之喻，遽为却步望洋之叹，有不类河伯初时之溟涬也哉！程君钟龄，原字山龄，资分高，搜讨富，攻举子业，有声庠序。乃以家贫善养为务，间取岐黄书，寻绎往复。又于张、刘、李、朱四大家，贯穿融会，一编入手，必有所折中，不从门面语掩饰时人之耳目。由是出而问世，踵门者无虚日，经年累月每为远地作信宿客，凡有来者，多叩门而返，自憾无广长舌、化百千身，以应人之求也。爰著《医学心悟》一书，授之生徒，所言悉有根柢，而笔又足以达之，故四方从游者日益进。尝语门弟子曰：一壶冰，三斛火，只在用之适其宜耳。然而上工治未病，中工治已病。昔医缓兄弟三人，其二兄治病治于未形，虽名不闻于诸侯，而所学益大。书中《百误歌》以及《人参果》等篇，是又在医方之外，弭患于未萌而兼为保生计，非迂谈也。一日所获之钱，多合膏散，任人取携，投之辄效，穷乡得此，有一服而两人分饮取验者。膏去风毒及百病，凡有患处，贴肤而消除者啧啧有言，此岂虚声动人之听闻哉！频年以来，钱到即散，总为此事着力，视昔之崔世明、李庆嗣不少让。诊视之际，不论贫富贵贱，咸细心处治，审证必详，用药必当。眼光所到，四面流通，无非实地济人之心。所著方书，抄阅者众，君虞其不广及也，乃付之剞劂，以公同志。宁不与调和燮理者，均称其职而无憾也乎！君曰：书成之后，一担稍释，我无复内顾矣。予犹以为不然，古之仁圣高贤尽属救世，实地工夫尽有着落，当前利益非为空言，由亲及疏，由近及远，君有以自见矣，无事他适也。至其书之精意，愧非越人难窥底里，亦不过从旁觇君之用心，与观其所行而质言之，以俟世之识者共相鉴赏而已。是为序。

时雍正壬子上春　同学姻弟饶兆熊拜手书于天宁禅院

自　序

古人有言：病卧于床，委之庸医，比于不慈不孝，是以为人父子者，不可以不知医。虽然，医岂易知乎哉！知其浅而不知其深，犹未知也；知其偏而不知其全，犹未知也。以卑鄙管窥之见而自称神良，其差误殆有甚焉。予少多病，每遘疾则缠绵难愈，因尔酷嗜医学，潜心玩索者有年，而四方求治者日益繁，四方从游者日益众。然此衷常栗栗危惧，凡书理有未贯彻者，则昼夜追思，恍然有悟即援笔而识之，历今三十载，殊觉此道精微，思贵专一，不容浅尝者问津；学贵沉潜，不容浮躁者涉猎。盖以上奉君亲，中及僚友，下逮卑幼，性命攸关。其操术不可不工，其处心不可不慈，其读书明理，不至于豁然大悟不止。爰作是书，以教吾徒，而名之曰《医学心悟》，盖警之也。然心悟者，上述之机；言传者，下学之要。二三子读是书，而更加博览群言，沉思力索，以造诣于精微之域，则心如明镜，笔发春花，于以拯救苍生，而药无虚发，方必有功。仰体天帝好生之心，修证菩提普救之念，俾闾阎昌炽，比户安和，永杜夭札之伤，咸登仁寿之域，岂非业医者所深快乎！况为父者，知此可以言慈；为子者，知此可以言孝。以之保身而裕如，以之利人而各足，存之心则为仁术，见之事则为慈祥，尤吾道中所当景慕也。二三子识之，予日望之。

时雍正十年孟春月吉旦　天都普
明子程国彭钟龄自序

吴 序

至哉！医之为道也。天地赖以立心，民生赖以立命，自非由博览而得其精详，由精详而得其会通，鲜不以活人之术而反为天下毒。吾师钟龄程先生，博极群书，自《灵》、《素》、《难经》而下，于先贤四大家之旨，无不融会贯通，以故病者虽极危笃，而有一线之可生，先生犹能起之。是岂不与上天之好生，如来之普济，心心相印也哉！岁己酉，余负笈从先生游。自愧固陋，无以窥先生之奥，而朝而诵读，昼而见证，夜而辩论，如是者有年，殆稍稍有得焉。先生学弥精，心弥下，年来备极攻苦，常彻夜不寐，天未曙，辄剪烛搦管，举平日所心得者，一一笔之于书，间有未缜细者，必绳削之，至于尽善而后已。其中条分缕析，因证定方，不肯稍留余憾，以误后来学者。大抵方药一衷诸古，而又能神而明之，以补昔人智力之所不逮。盖昔人之论分，分则偏；先生之论合，合则全。昔人有引而不发之旨，得先生之剖抉，而灿如日星；昔人有反复不尽之论，得先生之辩晰，而悉归易简。其书似平淡无奇，而千变万化总不出其范围。至其命是编也，曰《医学心悟》，诚以学非精详不可以云学，学必会通乃可以言悟。悟不先之以学，则无师而所悟亦非；学不要之以悟，则固执而所学亦浅。而其原总操之一心。学者，心学之也；悟者，心悟之也。心学之而心悟之，夫而后其心即上天好生之心、如来普济之心也。书既峻，将付诸剞劂，余自愧固陋，终无以尽先生之奥，惟是抄录成编，校考点画，俾睹是书者叹先生之学能精详又能会通，而天地民生之咸有赖也。虽然，先生之为是编也，不求炫世，只期信心，既堪信心，爰以授徒。余幸得为先生徒，敢不以先生之心为心，而博极群书，益知先生之学为有本，渐以融会贯通，得希先生之悟于万一也哉！

休宁石岭受业门人吴体仁百拜谨识

凡例

一、医道自《灵》、《素》、《难经》而下，首推仲景，以其为制方之祖也。然仲景论伤寒，而温热、温疫之旨有未畅。河间论温热及温疫，而于内伤有未备。东垣详论内伤，发补中、枳术等论，卓识千古，而于阴虚之内伤尚有缺焉。朱丹溪从而广之，发阳常有余、阴常不足之论，以补前贤所未及，而医道亦大全矣。夫复何言？不知四子之书，合之则见其全，分之即见其偏。兹集兼总四家，而会通其微意，以各适于用，则庶乎其不偏耳。

一虚火、实火之别，相隔霄壤。虚火可补，实火可泻，若误治之，祸如反掌。兹以内出者为子火，外至者为贼火，分别虚实，以定补泻。似千古晦义，一旦昭然，而于对证用药之间，有画沙印泥之趣。

一凡病不外寒热、虚实、表里、阴阳。兹特著为辨论，约之则在指掌之中，推之可应无穷之变，学者宜究心焉。

一医门论治，本有八法，而方书或言五法，或言六法，时医更执偏见，各用一二法，自以为是，遂至治不如法，轻病转重，重病转危，而终则至于无法，大可伤也。予故著为医门八法，反复详论，俾业医者，沉酣于八法之中，将以扶危定倾，庶几其有活法矣。

一伤寒门，古称三百九十七法、一百一十三方，尚不能尽其变。遂谓仲景《伤寒论》非全书，而予独以四字论括之，何其简也！不思伤寒只此表、里、寒、热四字，由四字而敷为八句，伤寒实无余蕴。夫伤寒有表寒，有里寒，有表热，有里热，有表里皆热，有表里皆寒，有表寒里热，有表热里寒。精乎此，非惟三百九十七法、一百一十三方可坐而得，即千变万化亦皆范围其中。予读仲景书数十年，颇有心得，因著《伤寒四字论》，以为后学津梁云。

一伤寒有经病，有腑病，有合病、并病，有直中证，有两感证，有伤寒兼证。兹集分析清楚，纲举目张，辨论详明，毫无蒙混，治伤寒者，取则乎此，可渐登仲景之堂而入其室矣。

一中风寒热之别，实因乎人之脏腑为转移。从此勘破，则清凉温热之剂，各当其可，而古今之疑团以释。

一风、寒、暑、湿、燥、火，天之六气也。六气相杂，互相为病，最宜细辨。若概指为伤寒，投以散剂，为害实甚，不可不慎于其初。

一杂症各有内伤、外感之不同，须从此分别，则治法不至混淆，而取效神速。

一女人之病，多于男子，因其有行经、胎产等事也。且性情多郁，尤易生病，故治法另有变通。兹特详著于后，其与男子同病者不载，特载不同者而已。非缺也。

目录

首卷

医中百误歌

医中之误有百端，漫说肘后尽金丹，先将医误从头数，指点分明见一斑。

医家误，辨证难，三因分证似三山，内因、外因、不内外因，此名三因。三山别出千条脉，病有根源仔细看。治病必求其本，须从起根处看明。

医家误，脉不真，浮沉迟数不分清，却到分清浑又变，如热极脉涩细，寒极反鼓指之类。胸中了了指难明。扁鹊云：持脉之道，如临深渊，而望浮云，胸中了了，指下难明。

医家误，失时宜，寒热温凉要相时，时中消息团团转，惟在沉潜观化机。寒暑相推者，时之常；寒暑不齐者，时之变。务在静观而自得之，正非五运六气所能拘也。

医家误，不明经，十二经中好问因，经中不辨循环理，管教阳证入三阴。六淫之邪，善治三阳，则无传阴之患。

医家误，药不中，攻补寒温不对证，实实虚虚误匪轻，举手须知严且慎。用药相反，厥祸最大。

医家误，伐无过，伐无过，谓攻伐无病处也。药有专司切莫错，引经报使本殊途，投剂差讹事辄复。药味虽不相反，而举用非其经，犹为未合，如芩连知柏同一苦寒，姜桂椒萸同一辛热，用各有当，况其他乎！

医家误，药不称，重病药轻轻反重，轻重不均皆误人，此道微乎危亦甚。药虽对证，而轻重之间，与病不相称，犹难骤效。

医家误，药过剂，疗寒未已热又至，疗热未已寒更生，劝君举笔须留意。药虽与病相称，而用之过当，则仍不称矣，可见医贵三折肱也。

医家误，失标本，缓急得宜方是稳，先病为本后为标，纤悉几微要中肯。病证错乱，当分标本，相其缓急而施治法。

医家误，舍正路，治病不识求其属，壮水益火究根源，太仆之言须诵读。王太仆云：热之不热，是无火也；寒之不寒，是无水也。无水者，壮水之主以镇阳光；无火者，益火之源以消阴翳。此谓求其属也。

医家误，昧阴阳，阴阳极处没抓拿，亢则害兮承乃制，灵兰秘旨最神良。亢则害其物，承乃制其极，此五行四时迭相为制之理。

医家误，昧寒热，显然寒热易分别，寒中有热热中寒，须得长沙真秘诀。长沙用药寒因热用，热因寒用，或先寒后热，或先热后寒，或寒热并举，精妙入神，良法具在，熟读精思，自然会通。然时移世易，读仲景书，按仲景法，不必拘泥仲景方，而通变用药，尤为得当。

医家误，昧虚实，显然虚实何难治，虚中有实实中虚，用药东垣有次第。《脾胃论》、《内外伤辨》补中、枳术等方，开万世无穷之利。

医家误，药姑息，证属外邪须克治，痞满燥实病坚牢，茶果汤丸何所济。医家误，药轻试，攻病不知顾元气，病若祛时元气伤，似此何劳君算计。轻剂误事，峻剂偾事，二者交讥。

医家误，不知几，脉动证变只几希，病在未形先着力，明察秋毫乃得之。病至思治，末也。见微知著，弭患于未萌，是为上工。

医家误，鲜定见，见理真时莫改变，恍似乘舟破浪涛，把舵良工却不眩。病轻药应易也，定见定守，历险阻而不移，起人于垂危之际，足征学识。

医家误，强识病，病不识时莫强认，谦躬退位让贤能，务俾他人全性命。不知为不知，亦良医也。

医家误，在刀针，针有时宜并浅深。脓熟不针则内溃，未熟早针则气泄不成脓，脓浅针深则伤好肉，脓深针浅则毒不出而内败。百毒总应先艾灸，隔蒜灸法，胜于刀针。《外科正宗》云：不痛灸至痛，痛灸不疼时。头面之上用神灯。头面不宜灸，宜用神灯照法。《外科正宗》云：内服蟾蜍丸一服，外将神火照三支，此法不止施于头面，而头面为更要。

医家误，薄愚蒙，先王矜恤是孤穷，病笃必施真救济，好生之念合苍穹。当尽心力，施良药以济之。

医家误，不克己，见人开口便不喜，岂知刍荛有一能，何况同人说道理。

医家误未已，病者误方兴，与君还细数，请君为我听。

病家误，早失计，初时抱恙不介意，人日虚兮病日增，纵有良工也费气。病须早治。

病家误，不直说，讳疾试医工与拙，所伤所作只君知，纵有名家猜不出。大苏云：我有疾必尽告医者，然后诊脉，虽中医亦可治疗，我但求愈疾耳，岂以困医为事哉。

病家误，性躁急，病有回机药须吃，药既相宜病自除，朝夕更医也不必。即效不可屡更。

病家误，不相势，病势沉沉急变计，若再蹉跎时日深，恐怕回春无妙剂。不效则当速更。

病家误，在服药，服药之中有窍妙，或冷或热要分明，食后食前皆有道。

病家误，最善怒，气逆冲胸仍不悟，岂知肝木克脾元，愿君养性须回护。

病家误，苦忧思，忧思抑郁欲何之？常将不如己者比，知得雄来且守雌。

病家误，好多言，多言伤气最难痊，劝君默口存神坐，好将真气养真元。

病家误，染风寒，风寒散去又复还，譬如城郭未完固，那堪盗贼更摧残。

病家误，不戒口，口腹伤人处处有，食饮相宜中气和，鼓腹含哺天地久。

病家误，不戒慎，闺房衽席不知命，命有颠危可若何，愿将好色人为镜。

病家误，救绝气。病人昏眩时，以手闭口而救之也。救气闭口莫闭鼻，若连鼻子一齐扪，譬如入井复下石。鼻主呼吸，闭紧则呼吸绝，世人多蹈此弊，故切言之。

两者有误误未歇，又恐旁人误重迭，还须屈指与君陈，好把旁人观一切。

旁人误，代惊惶，不知理路乱忙忙，用药之时偏作主，平时可是学岐黄？

旁人误，引邪路，妄把师巫当仙佛，有病之家易着魔，到底昏迷永不悟。

更有大误药中寻，与君细说好留神。

药中误，药不真，药材真致力方深，有名无实何能效，徒使医家枉用心。郡邑大镇易于觅药，若荒僻处须加细辨。

药中误，失炮制，炮制不工非善剂，市中之药未蒸炒，劝君审度才堪试。洗、炙、蒸、煮，去心、皮、壳、油、尖，一一皆不可苟。

药中误，丑人参，或用粗枝枯小参，蒸过取汤兼灌饧，方中用下却无功。参以原枝干结为美，蒸过取汤则参无实色，饧条可当人参否？

药中误，秤不均，贱药多兮贵药轻，君臣佐使交相失，偾事由来最恼人。

仍有药中误，好向水中寻，劝君煎药务得人。

煎药误，水不洁，油汤入药必呕哕，曰，入声。呕哕之时病转增，任是名医审不决。

煎药误，水频添，药炉沸起又加些，气轻力减何能效，枉怪医家主见偏。

此系医中百种误，说与君家记得熟，记得熟时病易瘳，与君共享大春秋。

保生四要

一曰：节饮食

人身之贵，父母遗体，食饮非宜，疾病蜂起。外邪乘此，缠绵靡已，浸淫经络，凝寒腠理，变证百端，不可胜纪。唯有纵酒，厥祸尤烈，酒毒上攻，虚炎灼肺，变为阴虚，只缘酷醉。虚羸之体，全赖脾胃，莫嗜膏粱，淡食为最，口腹无讥，真真可贵。

二曰：慎风寒

人身之中，曰荣与卫。寒则伤荣，风则伤卫，百病之长，以风为最，七十二候，伤寒传变，贼风偏枯，歪斜痿痹，寒邪相乘，经络难明，初在三阳，次及三阴。更有中寒，肢冷如冰，急施温补，乃可回春。君子持躬，战战兢兢，方其汗浴，切莫当风。四时俱谨，尤慎三冬，非徒衣厚，惟在藏精。

三曰：惜精神

人之有生，惟精与神。精神不敝，四体长春。嗟彼昧者，不爱其身，多言损气，喜事劳心。或因名利，朝夕热中，神出于舍，舍则已空。两肾之中，名曰命门，阴阳相抱，互为其根，根本无亏，可以长生。午未两月，金水俱伤，隔房独宿，体质轻强。亥子丑月，阳气潜藏，君子固密，以养微阳，金石热药，切不可尝。积精全神，寿考弥长。

四曰：戒嗔怒

东方木位，其名曰肝。肝气未平，虚火发焉，诸风内动，火性上炎。无恚无嗔，涵养心田，心田宁静，天君泰然。善动肝气，多至呕血，血积于中，渐次发咳。凡人举事，务期有得，偶尔失意，省躬自克。戒尔嗔怒，变化气质，和气迎人，其仪不忒。

治阴虚无上妙方

天一生水，命曰真阴。真阴亏则不能制火，以致心火炎上而克肺金。于是发热、咳嗽、吐痰诸症生焉。盖发热者，阳烁阴也；咳嗽者，火刑金也；吐痰者，肾火虚泛而为痰，如锅中之水，热甚则腾沸也。当此时势，岂徒区区草木之功所能济哉！必须取华池之水，频频吞咽，以静治于无形，然后以汤丸佐之，庶几水升火降，而成天地交泰之象耳。主方在吞泽液。华池之水，人身之金液也，敷布五脏，洒陈六腑，然后注之于肾而为精。肾中阴亏，则真水上泛而为痰，将并华池之水，一拥俱出，痰愈多而肌愈瘦，病诚可畏。今立一法，二六时中，常以舌抵上腭，令华池之水充满口中，乃正体舒气，以意目力送至丹田，口复一口，数十乃止。此所谓以真水补真阴，同气相求，必然之理也。每见今之治虚者，专主六味地黄等药，以为滋阴壮水之法，未为不善，而独不于本原之水，取其点滴以自相灌溉，是舍真求假，不得为保生十全之计，此予所以谆谆而为是言也。卫生君子，尚明听之哉！

人　参　果

昔者纯阳吕祖师，出卖人参果，一文一枚，专治五劳七伤，诸虚百损。并能御外邪，消饮食，轻身不老，却病延年。真神丹妙药也！市人闻之，环聚争买者千余人。祖师大喝曰：此果人人皆有，但汝等不肯服食耳。众方醒悟。今之患虚者众矣，或归怨贫乏而无力服参，或归怨医家不早为用参，或归怨医家不应早用参，或归怨用参之太多，或归怨用参之太少，或归怨用参而不用桂、附以为佐，或归怨用参而不用芪、术以为援，或归怨用参而不用二地、二冬以为制。议论风生，全不反躬自省，以致屡效屡复，难收全功。不佞身肩是任，宁敢造次，博稽古训，百法追寻，每见历代良医，治法不过若此。于是睁开目力，取来参果一车，普送虚人服食。凡病危而复安者，不论有参无参，皆其肯服参果者也。凡病愈而复发者，不论有参无参，皆其不服参果者也。世人请自思维，定知此中消息。惟愿患者各怀其宝，必然服药有功，住世永年，无负我祖师垂救之至意，是恳是祷。

以上数篇，发明医中之误，细详调摄之方，盖弭患于未萌，治未病之意也。后此皆言治法。

医有彻始彻终之理

或问曰：医道至繁，何以得其要领，而执简以驭繁也？余曰：病不在人身之外，而在人身之中。子试静坐内观，从头面推想，自胸至足；从足跟推想，自背至头；从皮肉推想，内至筋骨脏腑。则全书之目录，在其中矣。凡病之来，不过内伤、外感与不内外伤三者而已。内伤者，气病、血病、伤食，以及喜、怒、忧、思、悲、恐、惊是也。外感者，风、寒、暑、湿、燥、火是也。不内外伤者，跌打损伤、五绝之类是也。病有三因，不外此矣。至于变证百端，不过寒、热、虚、实、表、里、阴、阳八字尽之，则变而不变矣。论治法，不过七方与十剂。七方者，大、小、缓、急、奇、偶、复；十剂者，宣、通、补、泻、轻、重、滑、涩、燥、湿也。精乎此，则投治得宜矣。又外感之邪，自外而入，宜泻不宜补。内伤之邪，自内而出，宜补不宜泻。然而泻之中有补，补之中有泻，此皆治法之权衡也。又有似证，如火似水，水似火，金似木，木似金，虚似实，实似虚，不可以不辨。明乎此，则病无遁情矣。学者读书之余，闭目凝神，时刻将此数语，细加领会，自应一旦豁然，融会贯通，彻始彻终，了无疑义，以之司命奚愧焉。

内伤外感致病十九字

人身之病，不离乎内伤外感，而内伤外感中，只一十九字尽之矣。如风、寒、暑、湿、燥、火，外感也。喜、怒、忧、思、悲、恐、惊，与夫阳虚、阴虚、伤食，内伤也。总计之，共一十九字，而千变万化之病于以出焉。然病即变化，而总不离乎一十九字，一十九字总之一内伤外感而已。所谓知其要者，一言而终，不知其要，流散无穷。此道中必须提纲挈领，然后拯救有方也。

火　字　解

从来火字，《内经》有壮火、少火之名，后人则曰天火、人火、君火、相火、龙火、雷火，种种不一，而朱丹溪复以虚实二字括之，可谓善言火矣。乃人人宗其说，而于治火，卒无定见，何也？是殆辨之犹未确欤？

予因易数字以解之。夫实火者，六淫之邪，饮食之伤，自外而入，势犹贼也；虚火者，七情色欲，劳役耗神，自内而发，势犹子也。贼至则驱之，如消散、清凉、攻伐等药，皆可按法取用。盖刀枪剑戟，原为驱贼设也。子逆则安之，如补气、滋水、理脾等药，皆可按法施治。盖饮食器用，原为养子设也。夫子者，奉身之本也，若以驱贼者驱其子，则无以为养身生命之本矣。人固不可认贼作子，更不可认子作贼。病机一十九条言火者十之八，言寒者十之二。若不明辨精切，恐后学卒至模糊，余故反复详言，以立施治之法。

外火：风、寒、暑、湿、燥、火及伤热饮食，贼火也。贼可驱而不可留。

内火：七情色欲，劳役耗神，子火也。子可养而不可害。

驱贼火有四法：一曰发。风寒壅闭，火邪内郁，宜升发之，如升阳散火汤之类是也。二曰清。内热极盛，宜用寒凉，如黄连解毒汤之类是也。三曰攻。火气郁结，大便不通，法当攻下，此釜底抽薪之法，如承气汤之类是也。四曰制。热气拂郁，清之不去，攻之不可，此本来真水有亏，不能制火，所谓寒之不寒，是无水也。当滋其肾，如地黄汤之类可用也。

养子火有四法：一曰达。肝经气结，五郁相因，当顺其性而升之，所谓木郁则达之，如逍遥散之类是也。此以一方治木郁而诸郁皆解也。二曰滋。虚火上炎，必滋其水，所谓壮水之主以镇阳光，如六味汤之类是也。三曰温。劳役神疲，元气受伤，阴火乘其土位。《经》

曰：劳者温之。又曰：甘温能除大热。如补中益气之类是也。四曰引。肾气虚寒，逼其无根失守之火，浮游于上，当以辛热杂于壮水药中，导之下行，所谓导龙入海，引火归元。如八味汤之类是也。

以上治火法中，贼则宜攻，子则宜养，固已。然有邪盛正虚之时，而用攻补兼行之法，或滋水制火之法，往往取效。是知养子之法，可借为驱贼之方，断无以驱贼之法，而为养子之理。盖养正则邪自除，理之所有，伐正而能保身，理之所无也。世人妄用温补以养贼者固多，而恣行攻伐以驱子者，更复不少。此皆不得火字真诠，而贻祸斯民也。可不慎欤！

脉法金针

脉有要诀，胃、神、根三字而已。人与天地相参，脉必应乎四时，而四时之中，均以胃气为本。如春弦、夏洪、秋毛、冬石，而其中必兼有和缓悠扬之意，乃为胃气，谓之平人。若弦多胃少，曰肝病。洪多胃少，曰心病。毛多胃少，曰肺病。石多胃少，曰肾病。如但见弦、洪、毛、石，而胃气全无者，则危矣。夫天有四时，而弦、洪、毛、石四脉应之。四时之中，土旺各十八日，而缓脉应之。共成五脉，五脏分主之。如肝应春，其脉弦。心应夏，其脉洪。肺应秋，其脉毛。冬应肾，其脉石。脾土应长夏，其脉缓也。然而心、肝、脾、肺、肾虽各主一脉，而和缓之象必寓乎其中，乃为平脉，否则即为病脉。若但见弦、洪、毛、石，而胃气全无者，即为真象脉见矣。凡诊脉之要，有胃气曰生，胃气少曰病，胃气尽曰不治，乃一定之诊法，自古良工，莫能易也。

夫胃气全亏，则大可危。胃气稍乖，犹为可治。即当于中候求其神气。中候者，浮、中、沉之中也。如六数、七极，热也，中候有力，则有神矣。三迟、二败，寒也，中候有力，则有神矣。脉中有神，则清之而热即退，温之而寒即除。若寒热偏胜，中候不复有神，清温之剂将何所恃耶？

虽然，神气不足，犹当察其根气。根气者，沉候应指是也。三部九候，以沉分为根，而两尺又为根中之根也。《脉诀》云：寸关虽无，尺犹未绝，如此之流，何忧殒灭？历试之，洵非虚语。夫人之有脉，如树之有根，枝叶虽枯，根蒂未坏，则生意不息。是以诊脉之法，必求其根以为断。而总其要领，实不出胃、神、根三者而已。

如或胃、神、根三者稍有差忒，则病脉斯见。其偏于阳，则浮、芤、滑、实、洪、数、长、大、紧、革、牢、动、疾、促以应之；其偏于阴，则沉、迟、虚、细、微、涩、短、小、弦、濡、伏、弱、结、代、散以应之。惟有缓脉，一息四至，号曰平和，不得断为病脉耳。其他二十九字，皆为病脉。必细察其形象，而知其所主病。其曰浮，不沉也，主病在表。沉，不浮也，主病在里。迟，一息三至也，为寒。数，一息五至也，为热。滑，往来流利也，为痰为饮。涩，往来滞涩也，为血少气凝。虚，不实也，为劳倦。实，不虚也，为邪实。洪，大而有力也，为积热。大，虚而无力也，为体弱。微，细而隐也；小，细而显也，为气少。弦，端直之象也，为水饮。长，过乎本位也，为气旺。短，不及本位也，为气少。紧，如引绳转索也，为寒为痛。弱，微细之甚也，为气血两亏。濡，沉而细也，为真火不足。动，如豆粒动摇之象也，为气血不续。伏，脉不出也，为寒气凝结，又或因痛极而致。促，数时一止也，为热盛。结，缓时一止也，为寒盛。芤，边有中无也，为失血。代，动而中止，有至数也，亦为气血不续，又为跌打闷乱，以及有娠数月之兆。革，浮而坚急也，为精血少。牢，沉而坚硬也，为胃气不足。疾，数之甚也，为极热。散，涣而不聚也，为卫气散漫。惟有缓者，和之至也，为无病。其所主病，大略如此。如或数脉相参而互见，则合而断之，以知其病。

至于脉有真假，有隐伏，有反关，有怪脉，均宜一一推求，不可混淆。何谓真假？如热证脉涩细，寒证反鼓指之类。何谓隐伏？如中寒腹痛，脉不出。又外感风寒，将有正汗，亦脉不出。书云：一手无脉曰单伏，两手无脉曰双伏。何谓反关？正取无脉，反在关骨之上，或见于左，或见于右，诊法不可造次。何谓怪脉？两手之脉，如出两人，或乍大乍小，迟数不等，此为祟证。

又有老少之脉不同，地土方宜不同，人之长短肥瘦不同，诊法随时而斟酌。然而脉证相应者，常也。脉证不相应者，变也。知其常而通其变，诊家之要，庶不相远矣。然总其要领，总不出胃、神、根三字。三字无亏，则为平人。若一字乖违，则病见矣。若一字全失，则危殆矣。必须胃、神、根三者俱得，乃为指下祯祥之兆。此乃诊家之大法，偶为笔之于书，以备参考。

寒热虚实表里阴阳辨

病有总要，寒、热、虚、实、表、里、阴、阳，八字而已。病情既不外此，则辨证之法亦不出此。

一病之寒热，全在口渴与不渴、渴而消水与不消水、饮食喜热与喜冷、烦躁与厥逆、溺之长短赤白、便之溏结、脉之迟数以分之。假如口渴而能消水，喜冷饮食，烦躁，溺短赤，便结，脉数，此热也。假如口不渴，或假渴而不能消水，喜饮热汤，手足厥冷，溺清长，便溏，脉迟，此寒也。

一病之虚实，全在有汗与无汗、胸腹胀痛与否、胀之减与不减、痛之拒按与喜按、病之新久、禀之厚薄、脉之虚实以分之。假如病中无汗，腹胀不减，痛而拒按，病新得，人禀厚，脉实有力，此实也。假如病中多汗，腹胀时减复如故，痛而喜按，按之则痛止，病久禀弱，脉虚无力，此虚也。

一病之表里，全在发热与潮热、恶寒与恶热、头痛与腹痛、鼻塞与口燥、舌苔之有无、脉之浮沉以分之。假如发热恶寒，头痛鼻塞，舌上无苔，脉息浮，此表也。假如潮热恶热，腹痛口燥，舌苔黄黑，脉息沉，此里也。

至于病之阴阳，统上六字而言，所包者广。热者为阳，实者为阳，在表者为阳；寒者为阴，虚者为阴，在里者为阴。寒邪客表，阳中之阴；热邪入里，阴中之阳。寒邪入里，阴中之阴；热邪达表，阳中之阳。而真阴真阳之别，则又不同。假如脉数无力，虚火时炎，口燥唇焦，内热便结，气逆上冲，此真阴不足也；假如脉大无力，四肢倦怠，唇淡口和，肌冷便溏，饮食不化，此真阳不足也。

寒热虚实表里阴阳之别，总不外此。然病中有热证而喜热饮者，同气相求也；有寒证而喜冷饮却不能饮者，假渴之象也。有热证而大便溏泻者，挟热下利也；有寒证而大便反硬者，名曰阴结也。有热证而手足厥冷者，所谓热深厥亦深，热微厥亦微是也；有寒证而反烦躁，欲坐卧泥水之中者，名曰阴躁也。有有汗而为实证者，热邪传里也；有无汗而为虚证者，津液不足也。有恶寒而为里证者，直中于寒也；有恶热口渴而为表证者，温热之病自里达表也。此乃阴阳变化之理，为治病之权衡，尤辨之不可不早也。

医门八法

论病之原，以内伤外感四字括之。论病之情，则以寒、热、虚、实、表、里、阴、阳八字统之。而论治病之方，则又以汗、和、下、消、吐、清、温、补八法尽之。盖一法之中，八法备焉，八法之中，百法备焉。病变虽多，而法归于一。此予数十年来，心领神会，历试不谬者，尽见于八篇中矣。学者诚熟读而精思之，于以救济苍生，亦未必无小补云。

论汗法

汗者，散也。《经》云“邪在皮毛者，汗而发之”是也。又云"体若燔炭，汗出而散"是也。然有当汗不汗误人者；有不当汗而汗误人者；有当汗不可汗，而妄汗之误人者；有当汗不可汗，而又不可以不汗，汗之不得其道以误人者；有当汗而汗之不中其经，不辨其药，知发而不知敛以误人者。是不可以不审也。

何则？风寒初客于人也，头痛发热而恶寒，鼻塞声重而体痛，此皮毛受病，法当汗之，若失时不汗，或汗不如法，以致腠理闭塞，荣卫不通，病邪深入，流传经络者有之。此当汗不汗之过也。

亦有头痛发热与伤寒同，而其人倦怠无力，鼻不塞，声不重，脉来虚弱，此内伤元气不足之证。又有劳心好色，真阴亏损，内热，晡热、脉细数而无力者，又有伤食病，胸膈满闷、吞酸嗳腐、日晡潮热、气口脉紧者，又有寒痰厥逆，湿淫脚气，内痈、外痈，瘀血凝积，以及风温、湿温、中暑、自汗诸证，皆有寒热，与外感风寒似同而实异，若误汗之，变证百出矣。所谓不当汗而汗者此也。

若夫证在外感应汗之例，而其人脐之左右上下或有动气，则不可以汗。《经》云：动气在右，不可发汗，汗则衄而渴、心烦、饮水即吐。动气在左，不可发汗，汗则头眩、汗不止、筋惕肉瞤。动气在上，不可发汗，汗则气上冲，正在心中。动气在下，不可发汗，汗则无汗、心大烦、骨节疼、目运、食入则吐、舌不得前。又脉沉咽燥，病已入里，汗之则津液越出，大便难而谵语。又少阴证，但厥无汗，而强发之，则动血，未知从何道出。或从耳目，或从口鼻出者，此为下厥上竭，为难治。又少阴中寒，不可发汗，汗则厥逆蜷卧，不能自温也。又寸脉弱者，不可发汗，汗则亡阳。尺脉弱者，不可发汗，汗则亡阴也。又诸亡血家不可汗，汗则直视额上陷。淋家不可汗，汗则便血。疮家不可汗，汗则痉。又伤寒病在少阳，不可汗，汗则谵妄。又坏病、虚人及女人经水适来者，皆不可汗，若妄汗之，变证百出矣。所谓当汗不可汗，而妄汗误人者此也。

夫病不可汗，而又不可以不汗，则将听之乎？是有道焉？《伤寒赋》云：动气理中去白术。是即于理中汤去术而加汗药，保元气而除病气也。又热邪入里而表未解者，仲景有麻黄石膏之例，有葛根黄连黄芩之例，是清凉解表法也。又太阳证脉沉细，少阴证反发热者，有麻黄附子细辛之例，是温中解表法也。又少阳中风，用柴胡汤加桂枝，是和解中兼表法也。又阳虚者，东垣用补中汤加表药。阴虚者，丹溪用芎归汤加表药。其法精且密矣。总而言之，凡一切阳虚者，皆宜补中发汗；一切阴虚者，皆宜养阴发汗；挟寒者，皆宜温经发汗；挟热者，皆宜清凉发汗；伤食者，则宜消导发汗。感重而体实者，汗之宜重，麻黄汤。感轻而体虚者，汗之宜轻，香苏散。又东南之地，不比西北，隆冬开花，少霜雪，人禀常弱，腠理空疏，凡用汗药，只须对证，不必过重。予尝治伤寒初起，专用香苏散加荆、防、川芎、秦艽、蔓荆等药，一剂愈，甚则两服，无有不安。而麻黄峻剂，数十年来，不上两余。可见地土不同，用药迥别。其有阴虚、阳虚、挟寒、挟热、兼食而为病者，即按前法治之。但师古人用药之意，而未尝尽泥其方，随时随证，酌量处治，往往有验。此皆已试之成法，而与斯世共白之。所以拯灾救患者莫切乎此。此汗之之道也。且三阳之病，浅深不同，治有次第。假如证在太阳，而发散阳明，已隔一层。病在太阳、阳明，而和解少阳，则引贼入门矣。假如病在二经，而专治一经，已遗一经。病在三经，而偏治一经，即遗二经矣。假如病在一经，而兼治二经，或兼治三经，则邪过经矣。况太阳无汗，麻黄为最；太阳有汗，桂枝可先。葛根专主阳明，柴胡专主少阳，皆的当不易之药。至于九味羌活，乃两感热证，三阳三阴并治之法，初非为太阳一经设也。又柴葛解肌汤，乃治春温夏热之证，自里达表，其证不恶寒而口渴，若新感风寒，恶寒而口不渴者，非所宜也。又伤风自汗，用桂枝汤，伤暑自汗，则不可用，若误用之，热邪愈盛而病必增剧。若于暑证而妄行发散，复伤津液，名曰重暍，多致不救。古人设为白术、防风例以治风，设益元散、香薷饮以治暑，俾不犯三阳禁忌者，良有以也。

又人知发汗退热之法，而不知敛汗退热之法。汗不出则散之，汗出多则敛之。敛也者，非五味、酸枣之谓。其谓致病有因，出汗有由，治得其宜，汗自敛耳。譬如风伤卫自汗出者，以桂枝汤和荣卫、祛风邪而汗自止。若热邪传里，令人汗出者，乃热气熏蒸，如釜中炊煮，水气旁流，非虚也，急用白虎汤清之。若邪已结聚，不大便者，则用承气汤下之，热气退而汗自收矣。此与伤暑自汗略同。但暑伤气，为虚邪，只有清补并行之一法。寒伤形，为实邪，则清热之外，更有攻下止汗之法也。复有发散太过，遂至汗多亡阳，身瞤动欲擗地者，宜用真武汤。此救逆之良药，与中寒冷汗自出者同类并称，又与热证汗出者大相径庭矣。其他少阳证头微汗，或盗汗者，小柴胡汤。水气证，头汗出者，小半夏加茯苓汤。至于虚人自汗、盗汗等证，则归脾、补中、八珍、十全按法而用，委曲寻绎，各尽其妙，而后即安。所谓汗之必中其经，必得其药，知发而知敛者此也。嗟嗟！百病起于风寒，风寒必先客表，汗得其法，何病不除！汗法一差，夭枉随之矣。吁！汗岂易言哉！

论和法

伤寒在表者可汗，在里者可下，其在半表半里者，惟有和之一法焉，仲景用小柴胡汤加减是已。然有当和不和误人者；有不当和而和以误人者；有当和而和，而不知寒热之多寡，禀质之虚实，脏腑之燥湿，邪气之兼并以误人者。是不可不辨也。

夫病当耳聋胁痛、寒热往来之际，应用柴胡汤和解之。而或以麻黄、桂枝发表，误矣。或以大黄、芒硝攻里，则尤误矣。又或因其胸满胁痛而吐之，则亦误矣。盖病在少阳，有三禁焉：汗、吐、下是也。且非惟汗、吐、下有所当禁，即舍此三法而妄用他药，均为无益而反有害。古人有言：少阳胆为清净之府，无出入之路，只有和解一法，柴胡一方最为切当。何其所见明确，而立法精微，亦至此乎？此所谓当和而和者也。

然亦有不当和而和者。如病邪在表，未入少阳，误用柴胡，谓之引贼入门，轻则为疟，重则传入心包，渐变神昏不语之候。亦有邪已入里，燥渴谵语诸症丛集，而医者仅以柴胡汤治之，则病不解。至于内伤劳倦、内伤饮食、气虚血虚、痈肿瘀血诸证，皆令寒热往来，似疟非疟，均非柴胡汤所能去者。若不辨明证候，切实用药，而借此平稳之法，巧为藏拙，误人非浅。所谓不当和而和者，此也。

然亦有当和而和，而不知寒热之多寡者何也？夫伤寒之邪，在表为寒，在里为热，在半表半里则为寒热交界之所。然有偏于表者则寒多，偏于里者则热多，而用药须与之相称，庶阴阳和平而邪气顿解。否则寒多而益其寒，热多而助其热，药既不平，病益增剧。此非不和也，和之而不得寒热多寡之宜者也。

然又有当和而和，而不知禀质之虚实者何也？夫客邪在表，譬如贼甫入门，岂敢遽登吾堂而入吾室，必窥其堂奥空虚，乃乘隙而进。是以小柴胡用人参者，所以补正气，使正气旺则邪无所容，自然得汗而解。盖由是门入，复由是门出也。亦有表邪失汗，腠理致密，贼无出路，由此而传入少阳，热气渐盛，此不关本气之虚，故有不用人参而和解自愈者，是知病有虚实，法在变通，不可误也。

然又有当和而和，而不知脏腑之燥湿者何也？如病在少阳而口不渴，大便如常，是津液未伤，清润之药不宜太过，而半夏、生姜皆可用也。若口大渴，大便渐结，是邪气将入于阳，津液渐少，则辛燥之药可除，而花粉、瓜蒌有必用矣。所谓脏腑有燥湿之不同者此也。

然又有当和而和，而不知邪之兼并者何也？假如邪在少阳，而太阳、阳明证未罢，是少阳兼表邪也。小柴胡中须加表药，仲景有柴胡加桂枝之例矣。又如邪在少阳而兼里热，则便闭、谵语、燥渴之症生，小柴胡中须兼里药，仲景有柴胡加芒硝之例矣。又三阳合病，阖目则汗，面垢、谵语、遗溺者，用白虎汤和解之。盖三阳同病，必连胃脏，故以辛凉之药，内清本腑，外彻肌肤，令三经之邪一同解散，是又专以清剂为和矣。所谓邪有兼并者此也。

由是推之，有清而和者，有温而和者，有消而和者，有补而和者，有燥而和者，有润而和者，有兼表而和者，有兼攻而和者。和之义则一，而和之法变化无穷焉。知斯意者，则温热之治，瘟疫之方，时行痎疟，皆从此推广之，不难应手而愈矣。世人漫曰和解，而不能尽其和之法，将有增气助邪，而益其争、坚其病者。和云乎哉！

论下法

下者，攻也，攻其邪也。病在表，则汗之；在半表半里，则和之；病在里，则下之而已。然有当下不下误人者；有不当下而下误人者；有当下不可下，而妄下之误人者；有当下不可下，而又不可以不下，下之不得其法以误人者；有当下而下之不知浅深，不分便溺与蓄血，不论汤丸以误人者；又杂症中，不别寒热、积滞、痰水、虫血、痈脓以误人者，是不可不察也。

何谓当下不下？仲景云：少阴病，得之二三日，口燥咽干者，急下之；少阴病，六七日，腹满不大便者，急下之；下利，脉滑数，不欲食，按之心下硬者，有宿食也，急下之；阳明病，谵语，不能食，胃中有燥屎也，可下之；阳明病，发热汗多者，急下之；少阴病，下利清水，色纯青，心下必痛，口干燥者，急下之；伤寒六七日，目中不了了，睛不和，无表证，大便难者，急下之。此皆在当下之例，若失时不下，则津液枯竭，身如槁木，势难挽回矣。

然又有不当下而下者何也？如伤寒表证未罢，病在阳也，下之则成结胸。病邪虽已入里，而散漫于三阴经络之间，尚未结实，若遽下之，亦成痞气。况有阴结之证，大便反硬，得温则行，如开冰解冻之象。又杂证中，有高年血燥不行者，有新产血枯不行者，有病后亡津液者，有亡血者，有日久不更衣，腹无所苦，别无他症者。若误下之，变证蜂起矣。所谓不当下而下者此也。

然又有当下不可下者何也？病有热邪传里，已成可下之证，而其人脐之上下左右或有动气，则不可以下。《经》云：动气在右，不可下，下之则津液内竭，咽燥鼻干，头眩心悸也。动气在左，不可下，下之则腹内拘急，食不下，动气更剧，虽有身热，卧则欲踡。动气在上，不可下，下之则掌中烦热，身浮汗泄，欲得水自灌。动气在下，不可下，下之则腹满头眩，食则清谷，心下痞也。又咽中闭塞者不可下，下之则下轻上重，水浆不入，踡卧身疼，下利日数十行。又脉微弱者不可下，脉浮大按之无力者不可下，脉迟者不可下；喘而胸满者不可下，欲吐欲呕者不可下；病人阳气素微者不可下，下之则呃；病人平素胃弱，不能食者不可下；病中能食，胃无燥屎也，不可下；小便清者不可下；病人腹满时减，复如故者不可下。若误下之，变证百出矣。所谓当下不可下，而妄下误人者此也。

然有当下不可下，而又不得不下者何也？夫以羸弱之人，虚细之脉，一旦而热邪乘之，是为正虚邪盛，最难措手。古人有清法焉，有润法焉，有导法焉，有少少微和之法焉，有先补后攻、先攻后补之法焉，有攻补并行之法焉，不可不讲也。如三黄解毒，清之也。麻仁、梨汁，润之也。蜜煎、猪胆汁、土瓜根，导之也。凉膈散、大柴胡，少少和之也。更有脉虚体弱不能胜任者，则先补之而后攻之，或暂攻之而随补之，或以人参汤送下三黄枳术丸，又或以人参、瓜蒌、枳实，攻补并行而不相悖。盖峻剂一投，即以参、术、归、芍维持调护于其中，俾邪气潜消而正气安固，不愧为王者之师矣。又有杂证中，大便不通，其用药之法可相参者。如老人、久病人、新产妇人，每多大便闭结之症，丹溪用四物汤，东垣用通幽汤，予尝合而酌之，而加以苁蓉、枸杞、柏子仁、芝麻、松子仁、人乳、梨汁、蜂蜜之类，随手取效。又尝于四物加升麻及前滋润药，治老人血枯，数至圊而不能便者，往往有验，此皆委曲疏通之法。若果人虚，虽传经热邪，不妨借用。宁得猛然一往，败坏真元，至成洞泻，虽曰天命，岂非人事哉！所谓下之贵得其法者此也。

然又有当下而下，而不知浅深，不分便溺与蓄血，不论汤丸以误人者何也？如仲景大承气汤，必痞、满、燥、实兼全者乃可用之。若仅痞满而未燥实者，仲景只用泻心汤。痞满兼燥而未实者，仲景只用小承气汤，除去芒硝，恐伤下焦阴血也。燥实在下而痞满轻者，仲景只用调胃承气汤，除去枳、朴，恐伤上焦阳气也。又有太阳伤风证，误下而传太阴以致腹痛者，则用桂枝汤加芍药，大实痛者，桂枝汤加大黄，是解表之中兼攻里也。又有邪从少阳来，寒热未除，则用大柴胡汤，是和解之中兼攻里也。又结胸证，项背强，从胸至腹硬满而痛，手不可近者，仲景用大陷胸汤、丸。若不按不痛者，只用小陷胸汤。若寒食结胸，用三白散热药攻之。又水结胸，头出汗者，用小半夏加茯苓汤。水停胁下，痛不可忍者，则用十枣汤。凡结胸阴阳二证，服药罔效，《活人》俱用枳实理中丸，应手而愈。又《河间三书》云：郁热蓄甚，神昏厥逆，脉反滞涩，有微细欲绝之象，世俗未明造化之理，投以温药，则不可救。或者妄行攻下，致残阴暴绝，势大可危，不下亦危，宜用凉膈散合解毒汤，养阴退阳，积热藉以宣散，则心胸和畅，而脉渐以生。此皆用药浅深之次第也。又如太阳证未罢，口渴，小便短涩，大便如常，此为溺涩不通之证，治用五苓散。又太阳传本，热结膀胱，其人如狂，少腹硬满而痛，小便自利者，此为蓄血下焦，宜抵当汤、丸。若蓄血轻微，但少腹急结，未至硬满者，则用桃核承气汤。或用生地四物汤加酒洗大黄各半下之，尤为稳当。盖溺涩证大便如常，燥粪证小便不利；蓄血证小便自利、大便色黑也。此便溺、蓄血之所由分也。血结膀胱，病势最急，则用抵当汤，稍轻者，抵当丸。结胸恶证悉具，则用大陷胸汤，稍轻者，大陷胸丸。其他荡涤肠胃、推陈致新之法，则皆用汤。古人有言：凡用下药攻邪气，汤剂胜丸散。诚以热淫于内，用汤液涤除之，为清净耳。此汤、丸之别也。

然又有杂证中，不别寒热、积滞、痰水、虫血、痈脓以误人者何也？东垣治伤食证，腹痛、便闭、拒按者，因于冷食，用见晛丸；因于热食，用三黄枳术丸；若冷热互伤，则以二丸酌其所食之多寡而互用之，应手取效。又实热老痰，滚痰丸；水肿实证，神佑丸；虫积，剪红丸；血积，花蕊丹、失笑丸；肠痈，牡丹皮散。随证立方，各有攸宜。此杂证攻下之良法也。

近世庸家，不讲于法，每视下药为畏途，病者亦视下药为砒鸩，致令热证垂危，袖手旁观，委之天数，大可悲耳。昔张子和《儒门事亲》三法，即以下法为补，谓下去其邪而正气自复，谷肉果菜无往而非补养之物。虽其说未合时宜，而于治病攻邪之法正未可缺。吾愿学者仰而思之，平心而察之，得其要领，以施救济之方，将以跻斯民于寿域不难矣。

论 消 法

消者，去其壅也。脏腑筋络肌肉之间，本无此物而忽有之，必为消散，乃得其平。《经》云“坚者削之”是已。然有当消不消误人者，有不当消而消误人者，有当消而消之不得其法以误人者，有消之而不明部分以误人者，有消之而不辨夫积聚之原有气血、积食、停痰、蓄水、痈脓、虫蛊、劳瘵与夫痃癖、癥瘕、七疝、胞痹、肠覃、石瘕，以及前后二阴诸疾以误人者，是不可不审也。

凡人起居有常，饮食有节，和平恬淡，气血周流，谷神充畅，病安从来？惟夫一有不慎，则六淫外侵，七情内动，饮食停滞，邪气留止，则诸证生焉。法当及时消导，俾其速散，气行则愈耳。倘迁延日久，积气盘踞坚牢，日渐强大，有欲拔不能之势，虽有智者，亦难为力。此当消不消之过也。

然亦有不当消而消者何也？假如气虚中满，名之曰鼓，腹皮膨急，中空无物，取其形如鼓之状，而因以名之。此为败证，必须填实，庶乎可消，与蛊证之为虫为血，内实而有物者大相径庭。又如脾虚水肿，土衰不能制水也，非补土不可。真阳大亏，火衰不能生土者，非温暖命门不可。又有脾虚食不消者，气虚不能运化而生痰者，肾虚水泛为痰者，血枯而经水断绝者，皆非消导所可行，而或妄用之，误人多矣。所谓不当消而消者此也。

然又有当消而消之不得其法者何也？夫积聚、癥瘕之证，有初、中、末之三法焉。当其邪气初客，所积未坚，则先消之而后和之。及其所积日久，气郁渐深，湿热相生，块因渐大，法从中治，当祛湿热之邪，削之软之，以底于平。但邪气久客，正气必虚，须以补泻叠相为用，如薛立斋用归脾汤送下芦荟丸。予亦尝用五味异功散佐以和中丸，皆攻补并行，中治之道也。若夫块消及半，便从末治，不使攻击，但补其气，调其血，导达其经脉，俾荣卫流通而块自消矣。凡攻病之药，皆损气血，不可过也，此消之之法也。

然又有消之而不明部分者何也？心、肝、脾、肺、肾分布五方，胃、大肠、小肠、膀胱、三焦、胆与膻中皆附丽有常所，而皮毛、肌肉、筋骨各有浅深。凡用汤、膏、散，必须按其部分，而君、臣、佐、使驾驭有方，使不得移，则病处当之，不至诛伐无过矣。此医门第一义也，而于消法为尤要。不明乎此，而妄行克削，则病未消而元气已消，其害可胜言哉！

况乎积聚之原，有气血、食积、停痰、蓄水、痈脓、虫蛊、劳瘵，与夫痃癖、癥瘕、七疝、胞痹、肠覃、石瘕，以及前后二阴诸疾，各各不同，若不明辨，为害匪轻。予因约略而指数之。夫积者，成于五脏，推之不移者也。聚者，成于六腑，推之则移者也。其忽聚忽散者，气也。痛有定处而不散者，血也。得食则痛，嗳腐吞酸者，食积也。腹有块，按之而软者，痰也。先足肿，后及腹者，水也。先腹满，后及四肢者，胀也。痛引两胁，咳而吐涎者，停饮也。咳而胸痛，吐脓腥臭者，肺痈也。当胃而痛，呕而吐脓者，胃脘痈也。当脐而痛，小便如淋，转侧作水声者，肠痈也。憎寒壮热，饮食如常，身有痛，偏着一处者，外痈也。病人嗜食甘甜或异物，饥时则痛，唇之上下有白斑点者，虫也。虫有九，湿热所生，而为蛇、为鳖，则血之所成也。胡以知为蛇鳖？腹中如有物，动而痛不可忍，吃血故也。又岭南之地，以蛊害人，施于饮食。他方之蛊，多因近池饮冷，阴受蛇、虬之毒也。病人咳嗽痰红，抑抑不乐，畏见人，喉痒而咳剧者，劳瘵生虫也。痃如弓弦，筋病也。癖则隐癖，附骨之病也。癥则有块可征，积之类也。瘕者，或有或无，痞气之类也。少腹如汤沃，小便涩者，胞痹也。痛引睾丸，疝也。女人经水自行，而腹块渐大如怀子者，肠覃也。经水不行而腹块渐大，并非妊者，石瘕也。有妊无妊，可于脉之滑涩辨之也。至于湿热下坠，则为阴菌、阴蚀、阴挺下脱、阴茎肿烂之类。而虚火内烁庚金，则为痔漏、为悬痈、为脏毒，种种见证，不一而足，务在明辨证候，按法而消之也。

医者以一消字视为泛常，而不知其变化曲折，较他法为尤难，则奈何不详稽博考，以尽济时之仁术也耶。

论吐法

吐者，治上焦也。胸次之间，咽喉之地，或有痰食、痈脓，法当吐之。《经》曰“其高者，因而越之”是已。然有当吐不吐误人者，有不当吐而吐以误人者，有当吐不可吐而妄吐之以误人者，亦有当吐不可吐而又不可以不吐，吐之不得其法以误人者，是不可不辨也。

即如缠喉、锁喉诸证，皆风痰郁火壅塞其间，不急吐之，则胀闭难忍矣。又或食停胸膈，消化弗及，无由转输，胀满疼痛者，必须吐之，否则胸高满闷，变证莫测矣。又有停痰蓄饮，阻塞清道，日久生变，或妨碍饮食，或头眩心悸，或吞酸嗳腐，手足麻痹，种种不齐，宜用吐法导祛其痰，诸症如失。又有胃脘痈，呕吐脓血者，《经》云：呕家有脓不须治，呕脓尽自愈。凡此皆当吐而吐者也。

然亦有不当吐而吐者何也？如少阳中风，胸满而烦，此邪气而非有物，不可吐，吐则惊悸也。又少阴病，始得之，手足厥冷，饮食入口则吐，此膈上有寒饮，不可吐也。病在太阳，不可吐，吐之则不能食，反生内烦。虽曰吐中有散，然邪气不除，已为小逆也。此不当吐而吐者也。

然又有当吐不可吐者何也？盖凡病用吐，必察其病之虚实，因人取吐，先察其人之性情，不可误也。夫病在上焦，可吐之证，而其人病势危笃，或老弱气衰者，或体质素虚、脉息微弱者，妇人新产者，自吐不止者，诸亡血者，有动气者，四肢厥冷、冷汗自出者，皆不可吐，吐之则为逆候。此因其虚而禁吐也。若夫病久之人，宿积已深，一行吐法，心火自降，相火必强，设犯房劳，转生虚证，反难救药。更须戒怒凝神，调息静养，越三旬而出户，方为合法。若其人性气刚暴，好怒喜淫，不守禁忌，将何恃以无恐，此又因性情而禁吐也。所谓当吐不可吐者此也。

然有不可吐而又不得不吐者何也？病人脉滑大，胸膈停痰，胃脘积食，非吐不除。食用瓜蒂散与橘红淡盐汤，痰以二陈汤，用指探喉中而出之；体质极虚者，或以桔梗煎汤代之，斯为稳当。而予更有法焉。予尝治寒痰闭塞，厥逆昏沉者，用半夏、橘红各八钱，浓煎半杯，和姜汁成一杯，频频灌之，痰随药出则拭之，随灌随吐，随吐随灌，少顷痰开药下，其人即苏。如此者甚众。又尝治风邪中脏将脱之证，其人张口痰鸣，声如曳锯，溲便自遗者，更难任吐，而稀涎、皂角等药，既不可用，亦不暇用。因以大剂参、附、姜、夏，浓煎灌之，药随痰出则拭之，随灌随吐，随吐随灌，久之药力下咽，胸膈流通，参附大进，立至数两，其人渐苏。一月之间，参药数斤，遂至平复，如此者又众。又尝治风痰热闭之证，以牛黄丸，灌如前法。颈疽内攻，药不得入者，以苏合香丸，灌如前法。风热不语者，以解语丹，灌如前法。中暑不醒者，以消暑丸，灌如前法。中恶不醒者，以前项橘、半、姜汁，灌如前法。魇梦不醒者，以连须葱白煎酒，灌如前法。自缢不醒者，以肉桂三钱煎水，灌如前法。喉闭、喉风，以杜牛膝捣汁、雄黄丸等，灌如前法。俱获全安，如此者又众。更有牙关紧急，闭塞不通者，以搐鼻散吹鼻取嚏，嚏出牙开，或痰或食，随吐而出，其人遂苏，如此者尤众。盖因证用药，随药取吐，不吐之吐，其意更深，此皆古人之成法，而予稍为变通者也。昔仲景治胸痛不能食，按之反有涎吐，下利日数十行，吐之利则止，是以吐痰止利也。丹溪治妊女转胞，小便不通，用补中益气汤，随服而探吐之，往往有验，是以吐法通小便也。华佗以醋、蒜吐蛇，河间以狗油、雄黄同瓜蒂以吐虫而通膈，丹溪又以韭汁去瘀血以治前证。如此观之，证在危疑之际，古人恒以涌剂尽其神化莫测之用，况于显然易见者乎！则甚矣！吐法之宜讲也？

近世医者，每将此法置之高阁，亦似汗、下之外，并无吐法，以致病中常有自呕、自吐而为顺证者，见者惊，闻者骇，医家亦不论虚实而亟亟止之，反成坏病，害人多矣。吁！可不畏哉！

论清法

清者，清其热也。脏腑有热则清之。《经》云“热者寒之”是已。然有当清不清误人者，有不当清而清误人者，有当清而清之不分内伤外感以误人者，有当清而清之不量其人、不量其证以误人者，是不可不察也。

夫六淫之邪，除中寒、寒湿外，皆不免于病热。热气熏蒸，或见于口舌、唇齿之间，或见于口渴、便溺之际，灼知其热而不清，则斑黄狂乱，厥逆吐衄，诸证丛生，不一而足。此当清不清之误也。

然又有不当清而清者何也？有如劳力辛苦之人，中气大虚，发热倦怠，心烦溺赤，名曰虚火。盖春生之令不行，无阳以护其荣卫，与外感热证，相隔霄壤。又有阴虚劳瘵之证，日晡潮热，与夫产后血虚，发热烦躁，证象白虎，误服白虎者难救。更有命门火衰，浮阳上泛，有似于火者。又有阴盛格阳假热之证，其人面赤狂躁，欲坐卧泥水中，或数日不大便，或舌黑而润，或脉反洪大，峥峥然鼓击于指下，按之豁然而空者，或口渴欲得冷饮而不能下，或因下元虚冷，频饮热汤以自救，世俗不识，误投凉药，下咽即危矣。此不当清而清之误也。

然又有清之不分内伤外感者何也？盖风寒闭火，则散而清之。《经》云“火郁发之”是也。暑热伤气，则补而清之，东垣清暑益气汤是也。湿热之火，则或散、或渗、或下而清之。开鬼门，洁净府，除陈莝是也。燥热之火，则润而清之，通大便也。伤食积热，则消而清之，食去火自平也。惟夫伤寒传入胃腑，热势如蒸，自汗口渴，饮冷而能消水者，藉非白虎汤之类鲜克有济也。更有阳盛拒阴之证，清药不入，到口随吐，则以姜汁些少为引，或姜制黄连反佐以取之，所谓寒因热用是也。此外感实火之清法也。若夫七情气结，喜、怒、忧、思、悲、恐、惊，互相感触，火从内发，丹溪治以越鞠丸，开六郁也。立斋主以逍遥散，调肝气也，意以一方治木郁而诸郁皆解也。然《经》云：怒则气上，喜则气缓，悲则气消，恐则气下，惊则气乱，思则气结。逍遥一方，以之治气上、气结者，固为相宜，而于气缓、气消、气乱、气下之证，恐犹未合。盖气虚者，必补其气。血虚者，必滋其血。气旺血充而七情之火悠焉以平。至若真阴不足，而火上炎者，壮水之主，以制阳光；真阳不足而火上炎者，引火归原，以导龙入海。此内伤虚火之治法也。

或者曰：病因于火而以热药治之何也？不知外感之火，邪火也，人火也，有形之火，后天之火也，得水则灭，故可以水折。内伤之火，虚火也，龙雷之火也，无形之火，先天之火也，得水则炎，故不可以水折。譬如龙得水而愈奋飞，雷因雨而益震动，阴蒙沉晦之气，光焰烛天，必俟云收日出而龙雷各归其宅耳。是以虚火可补而不可泻也。其有专用参芪而不用八味者，因其穴宅无寒也。其有专用六味而不用桂附者，因其穴宅无水也。补则同，而引之者稍不同耳。盖外感之火，以凉为清，内伤之火，以补为清也。

然又有清之而不量其人者何也？夫以壮实之人，而患实热之病，清之稍重，尚为无碍。若本体素虚，脏腑本寒，饮食素少，肠胃虚滑，或产后、病后、房室之后，既有热证，亦宜少少用之。宁可不足，不使有余。或余热未清，即以轻药代之，庶几病去人安。倘清剂过多，则疗热未已而寒生矣。此清之贵量其人也。

然又有清之不量其证者何也？夫以大热之证，而清剂太微，则病不除。微热之证，而清剂太过，则寒证即至。但不及犹可再清，太过则难医药矣。且凡病清之而不去者，犹有法焉，壮水是也。王太仆云：大热而甚，寒之不寒，是无水也，当滋其肾。肾水者，天真之水也，取我天真之水以制外邪，何邪不服？何热不除？而又何必沾沾于寒凉以滋罪戾乎！由是观之，外感之火，尚当滋水以制之，而内伤者更可知矣。大抵清火之药，不可久恃，必归本于滋阴。滋阴之法，又不能开胃扶脾，以恢复元气，则参、苓、芪、术，亦当酌量而用。非曰清后必补，但元气无亏者，可以不补，元气有亏，必须补之。俟其饮食渐进，精神爽慧，然后止药可也。此清之贵量其证也。

总而言之，有外感之火，有内伤之火。外感为实，内伤为虚，来路不同，治法迥别。宁曰热者寒之，遂足以毕医家之能事也乎？

论 温 法

温者，温其中也。脏受寒侵，必须温剂。《经》云“寒者热之”是已。然有当温不温误人者，有不当温而温以误人者，有当温而温之不得其法以误人者，有当温而温之不量其人、不量其证与其时以误人者，是不可不审也。

天地杀厉之气，莫甚于伤寒，其自表而入者，初时即行温散，则病自除。若不由表入而直中阴经者，名曰中寒。其证恶寒厥逆，口鼻气冷，或冷汗自出，呕吐泻利，或腹中急痛，厥逆无脉，下利清谷，种种寒症并见，法当温之。又或寒湿侵淫，四肢拘急，发为痛痹，亦宜温散。此当温而温者也。

然又有不当温而温者何也？如伤寒热邪传里，口燥咽干，便闭谵语，以及斑、黄、狂乱、衄、吐、便血诸证，其不可温，固无论矣。若乃病热已深，厥逆渐进，舌则干枯，反不知渴，又或挟热下利，神昏气弱，或脉来涩滞，反不应指，色似烟熏，形如槁木，近之无声，望之似脱，甚至血液衰耗，筋脉拘挛，但唇、口、齿、舌干燥而不可解者，此为真热假寒之候，世俗未明亢害承制之理，误投热剂，下咽即败矣。更有郁热内蓄，身反恶寒，湿热胀满，皮肤反冷，中暑烦心，脉虚自汗，燥气焚金，痿软无力者，皆不可温。又有阴虚脉细数，阳乘阴而吐血者，亦不可温，温之则为逆候，此所谓不当温而温者也。

然又有当温而温之不得其法者何也？假如冬令伤寒，则温而散之。冬令伤风，则温而解之。寒痰壅闭，则温而开之。冷食所伤，则温而消之。至若中寒暴痛，大便反硬，温热不止者，则以热剂下之。时当暑月，而纳凉饮冷，暴受寒侵者，亦当温之。体虚挟寒者，温而补之，寒客中焦，理中汤温之，寒客下焦，四逆汤温之。又有阴盛格阳于外，温药不效者，则以白通汤加人尿猪胆汁反佐以取之。《经》云“热因寒用”是已。复有真虚挟寒，命门火衰者，必须补其真阳，太仆有言：大寒而盛，热之不热，是无火也，当补其心。此心字，指命门而言，《仙经》所谓七节之旁，中有小心是也。书曰“益心之阳，寒亦通行，滋肾之阴，热之犹可”是也。然而医家有温热之温，有温存之温。参、芪、归、术，和平之性，温存之温也，春日煦煦是也。附子、姜、桂，辛辣之性，温热之温也，夏日烈烈是也。和煦之日，人人可近，燥烈之日，非积雪凝寒，开冰解冻，不可近也。更有表里皆寒之证，始用温药，里寒顿除，表邪未散，复传经络，以致始为寒中，而其后转变为热中者，容或有之。藉非斟酌时宜，对证投剂，是先以温药救之者，继以温药贼之矣。亦有三阴直中，初无表邪，而温剂太过，遂令寒退热生，初终异辙，是不可以不谨。所谓温之贵得其法者此也。

然又有温之不量其人者何也？夫以气虚无火之人，阳气素微，一旦客寒乘之，则温剂宜重，且多服亦可无伤。若其人平素火旺，不喜辛温，或曾有阴虚失血之证，不能用温者，即中新寒，温药不宜太过，病退则止，不必尽剂，斯为克当其人矣。

若论其证，寒之重者，微热不除，寒之轻者，过热则亢。且温之与补，有相兼者，有不必相兼者。虚而且寒，则兼用之，若寒而不虚，即专以温药主之。丹溪云：客寒暴痛，兼有积食者，可用桂附，不可遽用人参，盖温即是补。予遵其法，先用姜、桂温之，审其果虚，然后以参、术辅之，是以屡用屡验，无有差忒，此温之贵量其证也。

若论其时，盛夏之月，温剂宜轻，时值隆冬，温剂宜重。然亦有时当盛暑而得虚寒极重之证，曾用参、附煎膏而治愈者，此舍时从证法也。譬如霜降以后，禁用白虎，然亦有阳明证，蒸热自汗，谵语烦躁，口渴饮冷者，虽当雨雪飘摇之际，亦曾用白虎治之而痊安，但不宜太过耳。此温之贵量其时，而清剂可类推已。

迩时医者，群尚温补，痛戒寒凉，且曰：阳为君子，阴为小人。又曰：阳明君子，苟有过，人必知之，诚以知之而即为补救，犹可言也。不思药以疗病，及转而疗药，则病必增剧而成危险之候，又况桂枝下咽，阳盛则殆，承气入胃，阴盛以败。安危之机，祸如反掌，每多救援弗及之处，仁者鉴此，顾不痛欤！吾愿医者精思审处，晰理不差于毫厘，用药悉归于中正，俾偏阴偏阳之药，无往不底于中和，斯为善治。噫！可不勉哉。

论 补 法

补者，补其虚也。《经》曰：不能治其虚，安问其余。又曰：邪之所凑，其气必虚。又曰：精气夺则虚。又曰：虚者补之。补之为义，大矣哉！然有当补不补误人者，有不当补而补误人者，亦有当补而不分气血，不辨寒热，不识开阖，不知缓急，不分五脏，不明根本，不深求调摄之方以误人者，是不可不讲也。

何谓当补不补？夫虚者，损之渐；损者，虚之积也。初时不觉，久则病成。假如阳虚不补，则气日消。

阴虚不补，则血日耗。消且耗焉，则天真荣卫之气渐绝，而亏损成矣，虽欲补之，将何及矣。又有大虚之证，内实不足，外似有余，脉浮大而涩，面赤火炎，身浮头眩，烦躁不宁，此为出汗晕脱之机；更有精神浮散，彻夜不寐者，其祸尤速，法当养荣、归脾辈，加敛药以收摄元神，俾浮散之气退藏于密，庶几可救。复有阴虚火亢，气逆上冲，不得眠者，法当滋水以制之，切忌苦寒泻火之药，反伤真气，若误清之，去生远矣。古人有言：至虚有盛候。反泻含冤者此也。此当补不补之误也。

然亦有不当补而补者何也？病有脉实证实，不能任补者，固无论矣。即其人本体素虚，而客邪初至，病势方张，若骤补之，未免闭门留寇。更有大实之证，积热在中，脉反细涩，神昏体倦，甚至憎寒振栗，欲着覆衣，酷肖虚寒之象，而其人必有唇焦口燥，便闭溺赤诸症，与真虚者相隔天渊，倘不明辨精切，误投补剂，陋矣。古人有言：大实有羸状。误补益疾者此也。此不当补而补之之误也。

然亦有当补而补之不分气血、不辨寒热者何也？《经》曰：气主煦之，血主濡之。气用四君子汤，凡一切补气药，皆从此出也；血用四物汤，凡一切补血药，皆从此出也。然而少火者，生气之原；丹田者，出气之海，补气而不补火者非也。不思少火生气，而壮火即食气。譬如伤暑之人，四肢无力，湿热成痿，不能举动者，火伤气也。人知补火可以益气，而不知清火亦所以益气，补则同，而寒热不同也。又如血热之证，宜补血行血以清之，血寒之证，宜温经养血以和之。立斋治法，血热而吐者，谓之阳乘阴，热迫血而妄行也，治用四生丸、六味汤。血寒而吐者，谓之阴乘阳，如天寒地冻水凝成冰也，治用理中汤加当归。医家常须识此，勿令误也。更有去血过多，成升斗者，无分寒热，皆当补益，所谓血脱者益其气，乃阳生阴长之至理。盖有形之血不能速生，无形之气所当急固。以无形生有形，先天造化，本如是耳。此气血、寒热之分也。

然又有补之而不识开阖、不知缓急者何也？天地之理，有阖必有开；用药之机，有补必有泻。如补中汤用参芪，必用陈皮以开之；六味汤用熟地，即用泽泻以导之。古人用药，补正必兼泻邪，邪去则补自得力。又况虚中挟邪，正当开其一面，戢我人民，攻彼贼寇，或纵或擒，有收有放，庶几贼退民安，而国本坚固，更须酌其邪正之强弱，而用药多寡得宜，方为合法。是以古方中有补散并行者，参苏饮、益气汤是也。有消补并行者，枳术丸、理中丸是也。有攻补并行者，泻心汤、硝石丸是也。有温补并行者，治中汤、参附汤是也。有清补并行者，参连饮、人参白虎汤是也。更有当峻补者、有当缓补者、有当平补者，如极虚之人，垂危之病，非大剂汤液不能挽回。予尝用参附煎膏，日服数两，而救阳微将脱之证。又尝用参麦煎膏，服至数两，而救津液将枯之证。亦有无力服参，而以芪、术代之者，随时处治，往往有功。至于病邪未尽，元气虽虚，不任重补，则从容和缓以补之。相其机宜，循序渐进，脉证相安，渐为减药，谷肉果菜，食养尽之，以底于平康。其有体质素虚，别无大寒大热之证，欲服丸散以葆真元者，则用平和之药，调理气血，不敢妄使偏僻之方，久而争胜，反有伤也。此开阖缓急之意也。

然又有补之而不分五脏者何也？夫五脏有正补之法，有相生而补之之法。《难经》曰：损其肺者，益其气。损其心者，和其荣卫。损其脾者，调其饮食，适其寒温。损其肝者，缓其中。损其肾者，益其精。此正补也。又如肺虚者补脾，土生金也。脾虚者补命门，火生土也。心虚者补肝，木生火也。肝虚者补肾，水生木也。肾虚者补肺，金生水也。此相生而补之也。而予更有根本之说焉，胚胎始兆，形骸未成，先生两肾。肾者，先天之根本也。囝地一声，一事未知，先求乳食，是脾者，后天之根本也。然而先天之中，有水有火，水曰真阴，火曰真阳。名之曰真，则非气非血，而为气血之母，生身生命，全赖乎此。周子曰：无极之真，二五之精，妙合而凝，凝然不动，感而遂通。随吾神以往来者此也。古人深知此理，用六味滋水，八味补火，十补、斑龙，水火兼济。法非不善矣，然而以假补真，必其真者未曾尽丧，庶几有效。若先天祖气，荡然无存，虽有灵芝，亦难续命，而况庶草乎？至于后天根本，尤当培养，不可忽视。《经》曰：安谷则昌，绝谷则危。又云：粥浆入胃，则虚者活。古人诊脉，必曰胃气，制方则曰补中。又曰归脾、健脾者，良有以也。夫饮食入胃，分布五脏，灌溉周身，如兵家之粮饷，民间之烟火，一有不继，兵民离散矣。然而，因饿致病者固多，而因伤致病者，亦复不少。过嗜肥甘则痰生，过食醇酿则饮积，瓜果乳酥，湿从内受，发为肿满泻利。五味偏啖，久而增气，皆令夭殃，可不慎哉！是知脾肾两脏，皆为根本，不可偏废。古人或谓补脾不如补肾者，以命门之火，可生脾土也。或谓补肾不如补脾者，以饮食之精，自能下注于肾也。须知脾弱而肾不虚者，则补脾为亟，肾弱而脾不虚者，则补肾为先，若脾肾两虚，则并补之。药既补矣，更加摄养有方，斯为善道。

谚有之曰：药补不如食补。我则曰：食补不如精补，精补不如神补。节饮食，惜精神，用药得宜，病有不痊焉者寡矣！

伤寒纲领

凡看伤寒，以传经、直中四字为纲领。传经者，由太阳传阳明，由阳明传少阳，由少阳传太阴，由太阴传少阴，由少阴传厥阴，此名循经传也。亦有越经传者，如寒邪初客太阳，有不传阳明，而径传少阳者；有不传阳明经，而径入阳明腑者；亦有由阳明不传少阳，而径入本腑者；亦有少阳不传三阴，而径入胃腑者。亦有传一二经而止者，亦有始终只在一经者。虽所传各各不同，其为传经则一也。若夫直中者，谓不由阳经传入，而径中三阴者也。中太阴则病浅，中少阴则病深，中厥阴则愈深矣。此其所当急温也。夫传经之邪，在表为寒，入里即为热证。不比直中之邪，则但寒而无热也。先明传经、直中，庶寒热之剂，不至混投矣。仲景三阴条下，混同立言，而昧者不察，无怪其意乱心迷也乎？

伤寒主治四字论

伤寒主治四字者，表、里、寒、热也。太阳、阳明为表，太阴、少阴、厥阴为里，少阳居表里之间，谓之半表半里。凡伤寒，自阳经传入者，为热邪。不由阳经传入，而直入阴经者，谓之中寒，则为寒邪。此皆前人要旨也。而予更即表、里、寒、热四字，举八言以晰之，伤寒千变万化，总不出此。

夫伤寒证，有表寒、有里寒、有表热、有里热、有表里皆热、有表里皆寒、有表寒里热、有表热里寒。

何谓表寒？伤寒初客太阳，头痛、发热而恶寒者，名曰外感。《经》所谓“体若燔炭，汗出而散者”是也。阳明解肌，少阳和解，其理一也。

何谓里寒？凡伤寒，不由阳经传入，而直入阴经，手足厥冷，脉微细，下利清谷者，名曰中寒。仲景所谓“急温之，宜四逆汤”者是也。

何谓表热？凡人冬不藏精，微寒袭于肌肉之间，酝酿成热，至春感温气而发者曰温病，至夏感热气而发者曰热病。其证头痛发热，与正伤寒同，但不恶寒而口渴，与正伤寒异耳。《伤寒赋》云：温热发于春夏，务须柴、葛以解肌。言病邪在表，故用柴、葛，肌肉韫热，故用黄芩、知母以佐之，此活法也。

何谓里热？凡伤寒渐次传里，与夫春温、夏热之证热邪入里，皆为里热。其在太阴则津液少，少阴则咽干口燥，厥阴则消渴。仲景所谓急下之，而用大柴胡、三承气者是也。

何谓表里皆热？如伤寒阳明证，传于本腑，外而肌肉，内而胃腑，热气熏蒸，口渴谵语，此散漫之热，邪未结聚，治用白虎汤外透肌肤，内清腑脏，俾表里两解，不比邪热结实专在肠胃，可下而愈也。正伤寒有此，而温热之病更多有此，不可不察。

何谓表里皆寒？凡伤寒，表受寒邪，更兼直中于里，此为两感寒证。仲景用麻黄附子细辛汤是也。

何谓表寒里热？如两感热证，一日太阳与少阴同病，二日阳明与太阴同病，三日少阳与厥阴同病。三阳为寒，三阴已成热证，岂非表寒而里热乎？亦有火郁在内，而加以外感，亦为表寒里热之候。更有火亢已极，反兼水化，内热闭结，而外有恶寒之状者，其表似寒而里实热，误投热剂，下咽即败矣。

何谓表热里寒？如人本体虚寒，而外感温热之邪，此为标热本寒，清剂不宜太过。更有阴寒在下，逼其无根失守之火，发扬于上，肌肤大热，欲坐卧泥水之中，其表似热，其里实寒，误投寒剂，入胃即危矣。

伤寒变证，万有不齐，而总不外乎表、里、寒、热四字。其表里寒热，变化莫测，而总不出此八言为纲领。予寝食于兹者，三十年矣。得之于心，应之于手，今特指出而发明之，学者其可不尽心乎！

经　腑　论

夫经者，径也。行于皮之内、肉之中者也。腑者，器也，所以盛水谷者也。伤寒诸书，以经为腑，以腑为经，混同立言，惑人滋甚。吾特设“经腑论”而详辨之。

夫邪之在三阳也，有太阳之经，有阳明之经，有少阳之经。凡三阳在经之邪，未入腑者，可汗而已。邪之在阴也，有太阴之经，有少阴之经，有厥阴之经。凡三阴之邪，已入腑者，可下而已。所谓入腑之腑，指阳明胃腑而言也。三阳、三阴之邪，一入胃腑，则无复传矣。胃者，土也。万物归土之义也。《伤寒论》云：有太阳阳明，有正阳阳明，有少阳阳明。此阳明即胃腑，非阳明之经也。假令邪在太阳，不传阳明经，而径入胃腑者，名曰太阳阳明。邪在阳明经，不传少阳，而自入本腑者，名曰正阳阳明。邪在少阳经，不传三阴，而径入胃腑者，名曰少阳阳明。凡三阳之邪已入胃腑，俱下之勿疑也。

虽然，三阳入腑，人所共知，三阴入腑，鲜或能识。夫三阳之经，去腑尚远，三阴之经，与腑为近，然既曰经，则犹在径路之间，而未尝归并于一处也。《伤寒论》云：太阴病，脉浮者，可发汗，宜桂枝汤。少阴中风，脉阳微阴浮者，为欲愈。厥阴中风，脉微浮为欲愈，不浮为未愈。俱言邪在于经，故有还表向汗之时，若既入腑则无外出之路，惟有通其大便，令邪从内出也。此大小承气、调胃承气所由设也。

然则以白虎汤治腑病何谓也？夫以白虎治腑病者，乃三阳之邪，初入胃腑，表里皆热，邪未结聚，热势散漫，而无胃实不大便之症，故用白虎汤内清胃腑，外透肌肤，令表里两解。若邪已结聚，如太阴之大实痛，少阴之咽干口燥，下利青黄水，心下硬，厥阴之烦满囊缩，白虎不中与也，亦惟下之而已矣。此无他，经腑既明，则施治不致差舛。

然则太阳之邪自入本腑何谓也？太阳之腑膀胱是也。膀胱主盛溺，太阳病盛，则遗邪于腑，而为口渴溺赤之症，外显太阳病而兼有此症者，名曰太阳传本。当用五苓散，以桂枝解外邪，以猪苓、泽泻等药通其小便而愈也。

或问：阳邪入阴，复有还表向汗之时，其信然乎？予曰：古人之言，岂欺我哉！夫经，径也，犹路径。然三阳之邪，既有路以达三阴，三阴之邪即有路以返三阳，此循环之至理，非若邪入腑中，更无外出之路也。尝见病人体质素厚，有传经尽而自愈者，皆由汗解也。《伤寒论》云：其不再传经，不加异气者，七日太阳病衰，头痛稍愈。八日阳明病衰，身热稍歇。九日少阳病衰，耳聋微闻。十日太阴病衰，腹减思食。十一日少阴病衰，渴止，舌干已而嚏也。十二日厥阴病衰，囊纵，小腹微下，大气皆去，病人精神爽慧也。由是观之，岂非经尽而愈，还表向汗之明验乎！

或曰：阴不得有汗，今太阴脉浮，用桂枝汤，然则三阴亦可汗解欤？桂枝汤将为太阳正药欤？余曰不然。读仲景书，举一隅当以三隅反，不可执一而论也。夫邪已入里，而复发其表，是增其热矣，故曰阴不得有汗。邪虽入里，而复返乎表，是邪外出矣，故曰还阳而向汗。夫桂枝汤，太阳伤风药也。今太阴用桂枝者，实由太阳伤风，为医误下而传入太阴者也。太阴脉当沉，今反浮，是证在太阴，脉在太阳，则太阳之邪未尽入于阴，太阴之邪大有还阳向汗之势，故用桂枝汤以彻散之。令其从太阳来者，仍自太阳出也。推而论之，若从太阳伤寒来，得伤寒脉，则桂枝可易麻黄，仲景麻黄石膏汤之意可推也。若从阳明来，得阳明脉，则桂枝可易葛根，仲景葛根黄连黄芩汤之意可推也。若从少阳来，得少阳脉，则桂枝可易柴胡，是以大柴胡汤为少阳传入太阴之的方也。然必腹中实痛，乃为脾邪干胃，甫用大黄下之，否则只于本方加芍药以和之而已。《伤寒论》云：本太阳证，为医下，传入太阴而腹痛者，桂枝汤加芍药；大实痛者，桂枝汤加大黄。亦此意也。

太阴如此，少阴、厥阴何独不然？仲景少阴篇内，以四逆散治阳厥，方用柴胡、黄芩、甘草、枳实者，人皆不得其解，岂少阴亦用柴胡散之欤？诚以热邪传里，游行于少阴经络之间，尚未结聚成实，内陷于胃腑之中，则用黄芩、甘草以清传经之热邪，用枳实以导胃中之宿滞，使邪气不得乘机而内合，以作胃实不大便之症，更用柴胡疏通三阳之路，俾其从此来者，仍从此出，不必扰动中宫，而病势已解。此仲景用药之微权，其用心亦良苦矣。愚不自揣，每遇阳邪入阴尚未结实之证，仿古人三黄解毒之意，而加以石膏、柴胡、丹皮之属，往往获效。盖三黄以除三阴之热邪，用石膏以守阳明之中路，加柴胡者，亦望其返之故道，而还阳向汗也。

大抵伤寒治法，急于解表，而缓于攻里，非惟三阳之邪务从表散，即三阴未结之邪，犹且徘徊观望，冀其还阳而之表，必俟邪气结实，乃用承气汤攻下之。且戒曰：欲行大承气汤，先与小承气，腹中转矢气者，方与大承气汤。若不转矢气，慎未可再攻，兢兢然不苟下也有如此。仲景又云：病发于阳，而反下之，热入因作结胸。病发于阴而下之，因作痞。热入者，言入胃也。三阴下早，虽不至成结胸，而已不免为痞气矣。噫嘻！经腑之间，焉可以不辨哉！

阴证有三说

世人论伤寒，辄曰阴证，而不知有三说也：有传经之阴证，阴中之热证也；有直中之阴证，阴中之寒证也；有房室之阴证，阴中之虚证也。既犯房室而得热证，则灼热极甚；犯房室而得寒证，则阴寒极甚。热之甚，清剂宜轻；寒之甚，温剂宜重，斯无弊耳。乃世人混称夹阴，而医者漫不加察，反从而和之。噫，陋矣！

论　　疫

时疫之证，来路两条，去路三条，治法五条尽矣。

何谓来路两条？疫有在天者，有在人者。如春应温而反寒，夏应热而反凉，秋应凉而反热，冬应寒而反温，非其时而有其气，自人受之，皆从经络而入，或为头痛、发热、咳嗽，或为颈肿、发颐、大头天行之类，斯在天之疫也。若夫一人之病，染及一室，一室之病，染及一乡，一乡之病，染及阖邑，此乃病气、秽气相传染，其气息俱从口鼻而入，其见症憎寒壮热、胸膈满闷、口吐黄涎，乃在人之疫，以气相感，与天无涉。所谓来路两条者此也。

夫在天之疫，从经络而入，宜分寒热。用辛温、辛凉之药以散邪，如香苏散、普济消毒饮之类，俾其从经络入者仍从经络出也。在人之疫，从口鼻而入，宜用芳香之药以解秽，如神术散、藿香正气散之类，俾其从口鼻入者仍从口鼻出也。至于经络、口鼻所受之邪，传入脏腑，渐至潮热谵语，腹满胀痛，是为毒气归内，非疏通肠胃无由以解其毒，法当下之。其大便自行者，则清之。下后而余热不尽者，亦清之。须令脏脏之邪从大便出也。所谓去路三条者此也。

夫发散、解秽、清中、攻下，共四法耳，而谓治法有五，何也？大抵邪之所凑，其气必虚，体虚受邪，必须以补法驾驭其间，始能收效万全。如气虚补气、血虚补血，古人所用参苏饮、人参白虎汤、人参拔毒散、黄龙汤、四顺清凉饮，方内有人参、当归，其意可想而知矣。于前四法中加以补法，乃能左右咸宜，纵横如意，邪气退而元气安。所谓治法五条者此也。熟此五法而融会贯通，其于治疫也，何难之有？

六气相杂须辨论

世间之病，人皆曰伤寒最难，而非难也，难莫难于六气之相杂而互至耳。六气者，风、寒、暑、湿、燥、火是也。然冬月致病只三字，风、寒、火是也。春兼四字，风、寒、湿、火是也。夏兼五字，风、寒、暑、湿、火是也。秋只四字，风、寒、燥、火是也。其有非时之燥湿，则又天之变气也。大抵愈杂则其治愈难。吾姑即夏间之五气而明辨之。五气既明，则其少者不烦言而已解。

假如脉浮缓，自汗头痛，发热而恶风者，伤风也。脉浮紧，无汗头痛，发热而恶寒者，伤寒也。此随时感冒，虽在暑月，亦必有之。亦有纳凉饮冷，脏受寒侵，遂至呕吐痛泻，脉沉迟，手足厥冷，口鼻气冷，此乃夏月中寒之候，反因避暑太过而得之也。至于暑证，乃夏月之正病，然有伤暑、中暑、闭暑之殊。伤暑者，病之轻者也，其症汗出身热而口渴也。中暑者，病之重者也，其症汗大泄，昏闷不醒，蒸热齿燥，或烦心喘喝妄言也。闭暑者，内伏暑气，而外为风寒闭之也，其头痛身痛，发热恶寒者，风寒也；口渴烦心者，暑也。其有霍乱呕泻而转筋者，则又因暑而停食伏饮以致之也。然停食伏饮，湿气也，或身重体痛，腹满胀闷，泄利无度，皆湿也。风、寒、暑、湿，四气动而火随之，是为五气，所谓夏兼五字者以此。

然而各字分见，其为治也易，五字互见，其为治也难。假如风暑相搏，名曰暑风，其症多发搐搦。暑湿相搏，名曰湿温，其症头痛，自汗，谵语，身重，腹满，足胫寒。风热相搏，名曰风温，其症自汗，身重，多眠，鼻息鼾，语言难出。湿气兼风，名曰风湿；湿气兼寒，名曰寒湿，其症骨节烦疼，不能自转侧。复有风寒挟湿，发为刚柔二痉，其症口噤，身反张。更有湿热相攻，发为五痿，其症四肢痿废，不能自收持，此皆五气相兼而互见者也。又况冬月伤寒，伏藏于筋骨之间，至夏感热气而发者，名曰热病。天行不正之气，发作非时者，名曰疫气。更有病气相传染，沿门阖境皆病者，斯为在人之疫，为害尤多。夫此热病、疫病，传之脏腑，大便不通，则燥气随之，是五气之中复兼六气矣。更有体虚劳倦、疰夏等病，纷纭交错于其间，若不明辨亲切，孟浪投剂，伤生匪浅。奈何医者一见发热，不问是暑是湿，概行表散。散之不效，随用和解。解之不去，随用清凉。凉之不效，继以补益。其中有幸痊者，则引为己功，而倾危乍至，则委之天数。岂知致病之初，认证投药取效甚易，及其日久病深，败证悉具，虽有善者，亦莫如之何也已。

予不自揣，特著此论，先指夏间五气而发明之，庶纷纭错杂之证不至混淆，则触目洞然，施治如法，亦救世之一端耳。嗟乎！五气既明，多者已辨，则三气、四气之杂至者，不难辨矣。况伤寒一证，表里可分，传中可别，上中下三焦可凭，而又何难乎？我故曰：伤寒非难，而难于六气之相杂而互至也。

论中风

中风之证，有中腑、中脏、中血脉之殊。中腑者，中在表也，即仲景所谓太阳中风，桂枝汤之类是也。外显六经之形证，即如伤寒三阳三阴传变之证也，其见证既与伤寒同，则其治法亦与伤寒传变无异矣。中脏者，中在里也，如不语中心，唇缓中脾，鼻塞中肺，目瞀中肝，耳聋中肾。此乃风邪直入于里，而有闭与脱之分焉。闭者，牙关紧急，两手握固，药宜疏通开窍。热闭牛黄丸，冷闭橘半姜汁汤。其热闭极甚，胸满便结者，或用三化汤以攻之。脱者，口张心绝，眼合肝绝，手撒脾绝，声如鼾肺绝，遗尿肾绝，更有发直、摇头、上撞、面赤如妆、汗出如珠，皆为脱绝之证。此际须用理中汤加参两余，以温补元气。若寒痰阻塞，或用三生饮加人参以灌之，庶救十中之二三。中血脉者，中在半表半里也，如口眼㖞斜、半身不遂之属是也。药宜和解，用大秦艽汤加竹沥、姜汁、钩藤主之，而有气与血之分。气虚者，偏于右，佐以四君子汤。血虚者，偏于左，倍用四物汤。气血俱虚者，左右并病，佐以八珍汤。此治中风之大法也。

中风寒热辨

或谓寒邪中脏，一于寒也；风邪中脏，而有寒有热。何也？愚谓寒，阴邪也。阴主静，故其中人特为寒中而已矣。风，阳邪也。阳主动，善行而数变，故其中人或为寒中、或为热中，初无定体也。然其所以无定体者，亦因乎人之脏腑为转移耳。何者？其人脏腑素有郁热，则风乘火热，火借风威，热气拂郁，不得宣通，而风为热风矣。其人脏腑本属虚寒，则风水相遭，寒气冷冽，水冻冰凝，真阳衰败，而风为寒风矣。为热风，多见闭证，理宜疏导为先。为寒风，多见脱证，理宜温补为急。夫同一中脏，而寒热之别相隔千里，其中所以为热为寒之故，举世皆不求解，则三化汤之寒、三生饮之热，何以同出于书而屹然并立？是以医道贵精思审处而自得之，有非语言所能尽也。

中风不语辨

或问：不语有心、脾、肾三经之异，又风寒客于会厌，亦令不语，何以辨之？愚谓心者，君主之官，神明出焉。若心经不语，必昏冒，全不知人，或兼直视、摇头等症，盖心不受邪，受邪则殆，此败证也。若胞络受邪，则时昏时醒，或时自喜笑。若脾经不语，则人事明白，或唇缓，口角流涎，语言謇涩。若肾经不语，则腰足痿痹，或耳聋遗尿，以此为辨。至若风寒客于会厌，不过感风声哑之属，口能收，舌能转，枢机皆利，但不发音耳，可用辛散而安。

中风类中辨证法

中风者，真中风也。类中风者，似中风而非中风也。然真中有兼类中者，类中有兼真中者，临证最难分别，不可无法以处之。大法中风之证，有中腑、中脏、中血脉之分，前论已详言矣。惟类中与真中，最宜分别，不可不审。真中风者，中于太阳，则与伤寒外感传经相符。若中血脉，必有偏枯㖞斜之证。中脏虽为在里，亦必兼有经络偏枯之证。若类中者，寒则厥冷呕泻而暴痛也；暑则赤日中行而卒倒也；湿则痰涎壅盛而闭塞也；火则面赤、烦渴、唇燥而便闭也；食则因于过饱而胸胀满闷也；气则因于盛怒而闭塞无音也；恶则因登冢入庙、冷屋栖迟而卒然头面青黯也；虚则面色㿠白、鼻息轻微也。见症各殊，与真中之偏枯㖞斜自是不同。其间或有相同者，乃真中、类中相兼也。证既相兼，必须一一辨明，察其多寡兼并之处，辨其标本缓急之情，审度得宜，用古人经验良方，随手而起矣。

杂证主治四字论

杂证主治四字者，气、血、痰、郁也。丹溪治法，气用四君子汤，血用四物汤，痰用二陈汤，郁用越鞠丸，参差互用，各尽其妙。薛立斋从而广之，气用补中，而参以八味，益气之源也。血或四物，而参以六味，壮水之主也。痰用二陈，而兼以六君，补脾土以胜湿，治痰之本也。郁用越鞠，而兼以逍遥，所谓以一方治木郁，而诸郁皆解也。用药之妙，愈见精微，以愚论之：气虚者，宜四君辈，而气实者，则香苏、平胃之类可用也。血虚者，宜四物辈，而血实者，则手拈、失笑之类可用也。寻常之痰，可用二陈辈，而顽痰胶固，致生怪证者，自非滚痰丸之类不济也。些小之郁，可用越鞠、逍遥辈，而五郁相混，以致腹膨肿满，二便不通者，自非神佑、承气之类弗济也。大抵寻常治法，取其平善，病势坚强，必须峻剂以攻之。若一味退缩，则病不除，而不察脉气，不识形情，浪施攻击，为害尤烈。务在平时，将此气、血、痰、郁四字反复讨论，曲尽其情，辨明虚实寒热、轻重缓急，一毫不爽，则临证灼然，而于治疗杂证之法，思过半矣。

入门辨证诀

凡看证之法，先辨内伤、外感，次辨表里，得其大概，然后切脉问症，与我心中符合，斯用药无有不当。

口鼻之气，可以察内伤、外感。身体动静，可以观表里。

口鼻者，气之门户也。外感则为邪气有余。邪有余，则口鼻之气粗，疾出疾入。内伤则为正气虚弱。正气虚，则口鼻之气微，徐出徐入。此决内外之大法也。

动静者，表里之分也。凡发热，静而默默者，此邪在表也。若动而躁，及谵语者，此邪在里也。而里证之中，复有阴阳之分。凡病人卧，须看其向里向外睡，仰睡覆睡，伸脚蜷脚睡。向里者阴也，向外者阳也；仰者多热，覆者多寒；伸脚者为热，蜷脚者为寒。又观其能受衣被与否。其人衣被全覆，手脚不露，身必恶寒。既恶寒，非表证，即直中矣。若揭去衣被，扬手露脚，身必恶热。既恶热，邪必入腑矣。此以身体动静并占其寒热也。然又有阳极似阴，其人衣被全覆，昏昏而睡。复有阴极似阳，假渴烦躁，欲坐卧泥水中。此乃真热假寒、真寒假热之象，尤不可以不辨。

色

《内经》曰：脉以应月，色以应日。色者，视之易见者也。如伤风，阙庭必光泽。伤寒，阙庭必暗晦。面青黑为寒，为直中阴证，紫赤为热，为传经里证。若已发汗后，面赤色盛，此表邪出不彻也，当重表之。又阴盛格阳，阖面赤色，是为戴阳之候，宜急温之，以通阳气。大抵黑色见者多凶，为病最重；黄色见者多吉，病虽重可治。《经》云：面黄目青，面黄目赤，面黄目白，面黄目黑者，皆吉。盖黄属土，今恶症虽见，犹未绝，故可救。若面青目赤，面赤目白，面青目黑，面黑目白，面赤目青，皆难治也。言无土色，则胃气已绝。凡天庭、印堂、年寿等处，黑色枯槁者凶，黄色明润者吉。然人有五色，不能齐等。《经》云：五色者，气之华也。赤欲如白裹朱，不欲如赭。白欲如鹅羽，不欲如盐。青欲如苍璧之泽，不欲如蓝。黄欲如罗裹雄黄，不欲如黄土。黑欲如重漆色，不欲如地苍。五色之欲者，皆取其润泽，五色之不欲者，皆恶其枯槁也。《经》又云：五色精微象见矣，其寿不久也。言五色固不宜枯槁，若五色之精华尽发越于外，而中无所蓄，亦非宜也。大抵五色之中，须以明润为主，而明润之中，须有蕴蓄。若一概发华于外，亦凶兆也。察色之妙，不过是矣。

鼻

《经》曰：五色决于明堂。明堂者，鼻也。故鼻头色青者，腹中痛。微黑者，有痰饮。黄色者，为湿热。白色者，为气虚，赤色者，为肺热。明亮者，为无病也。若伤寒鼻孔干燥者，乃邪热在阳明肌肉之中，久之必将衄血也。病人欲嚏而不能者，寒也。鼻塞浊涕者，风热也。鼻息鼾睡者，风温也。鼻孔干燥，黑如烟煤者，阳毒热深也。鼻孔出冷气，滑而黑者，阴毒冷极也。凡病中鼻黑如煤，乃大凶之兆。若见鼻孔煽张，为肺气将绝之证也。凡产妇鼻起黑气，或鼻衄者，为胃败肺绝之危候，古方用二味参苏饮加附子以救之，多有得生者。

唇　口

唇者，肌肉之本，脾之华也。故视其唇之色泽，可以知病之深浅。干而焦者，为邪在肌肉，焦而红者吉，焦而黑者凶。唇口俱赤肿者，肌肉热甚也。唇口俱青黑者，冷极也。口苦者，胆热也。口甜者，脾热也。口燥咽干者，肾热也。口噤难言者，或为痉，为痰厥，为中寒，不相等也。又狐惑证，上唇有疮，为惑，虫食其脏；下唇有疮，为狐，虫食其肛也。若病中见唇舌卷，唇吻反青，环口黧黑，口张气直，或如鱼口，或气出不返，或口唇颤摇不止，皆难治也。

耳

耳者，肾之窍。察耳之枯润，知肾之强弱。故耳轮红润者生，枯槁者难治。薄而白，薄而黑，薄而青，或焦如炭色者，皆为肾败。若耳聋及耳中痛，皆属少阳，此邪在半表半里，当和解之。若耳聋、舌卷、唇青，此属厥阴，为最重也。

目

目者，五脏精华之所注，能照物者，肾水之精也。热则昏暗，水足则明察秋毫。如常而了然者，邪未传里也。若赤、若黄，邪已入里矣。若昏暗不明，乃邪热在内，消灼肾水，肾水枯竭，故目不能朗照，急用大承气汤下之。盖寒则目清，未有寒甚而目不见者也。凡开目欲见人者，阳证也。闭目不欲见人者，阴证也。目瞑者，将衄血也。目睛黄者，将发黄也。至于目反上视，横目斜视，瞪目直视，及眼胞忽然陷下者，为五脏已绝之证也。凡杂病，忽然双目不明者，此气脱也。《经》

云：气脱者目不明。此气虚也，丹溪用人参膏主之。《经》又云：脱阴者目瞀。此血脱也，邪热则下之，血虚则补之，以救肾水也，然此证已为危险之候。

舌

舌者，心之窍。凡伤寒证，津液如常，此邪在表而未传里也。见白苔而滑，邪在少阳半表半里之间也。见黄苔而干燥，邪已入里，胃腑热甚也，宜下之。见黑苔芒刺，破裂干枯，邪热盛极，肾水枯涸，至重之候也，宜急下之。若舌黑津润，不破裂干燥，此直中寒证也，宜急温之。夫寒证舌黑，本色也。而热证反赤为黄，反黄为黑者，何也？盖热极反兼水化，若燔柴燃火变成炭，至危之候也。凡舌肿胀，或重舌、木舌、舌生芒刺、舌苔黄燥，皆热甚也。凡舌硬、舌强、舌短缩、舌卷、神气昏乱、语言不清者，皆危证也。又阴阳易病，吐舌数寸者，危恶已甚也。

身

大抵病人身轻，自能转侧者，为轻。若身体沉重，不能转侧者，为重。然中湿、风湿、感寒，皆主身重疼痛，须以兼症辨之。若阴证身重，必厥冷而踡卧，无热恶寒，闭目不欲向明，懒见人也。又阴毒身痛如被杖，身重如山而不能转侧也。大抵热则流通，身轻无痛。寒则凝塞，故身重而痛也。若手足抽搐，角弓反张者，痉也。若头重视身，此天柱骨倒而元气败也。若头摇而不止，发直，如妆，头上窜，皆绝证也。凡病中循衣摸床，两手撮空，此神去而魂乱也。凡病人皮肤润泽者生，枯槁者危。若大肉尽脱，九候虽调，犹难治也。

胸

凡看伤寒，欲知邪之传与不传，先看目、舌，次问病人胸前痛胀否，若不痛满，知邪气在表。若胀满未经下者，即半表半里证也。已下过而痛甚者，恐成结胸也。故胸者，可以知邪之传与不传也。

腹

腹者，至阴也，乃里证之中，可以辨邪之实与不实也。既问胸前明白，次则以手按其腹，若未痛胀者，知邪未曾入里，入里必胀痛。若邪在表及半表半里，腹焉得痛胀乎？若腹胀不减及里痛不止，此里证之实，方可攻之。若腹胀时减，痛则绵绵，此里证犹未实也，但可清之。故腹者，可以知邪之实与不实也。若直中腹痛，则不由阳经传来，此为冷气在内，脉必沉迟，急当温之。

小　腹

小腹者，阴中之阴，里证之里，可以知邪之必结实也。既问胸腹，后以手按其小腹。盖小腹藏糟粕之处，邪至此，必结实。若小腹未硬痛者，知非里实也。若邪已入里，小腹必硬痛，硬痛而小便自利，大便黑色，蓄血证也，宜桃仁承气攻之。若小腹绕脐硬痛，小便数而短者，燥粪证也，当以大承气攻之。若小腹胀满，大便如常，恐属溺涩而不通，宜利其小便。

凡看病先观形色，次及耳、目、口、鼻、唇、舌、身体，次问胸、腹及小腹，则病证病情了然矣。

第二卷

伤　寒　门

伤寒类伤寒辨

伤寒者，冬令感寒之正病也。类伤寒者，与伤寒相似而实不同也。世人一见发热，辄曰伤寒，率尔发表，表之不去，则以和解、清凉诸法继之。其间有对证而即愈者，有不对证而不愈者，有幸愈而垂危复生者，皆由施治之初，辨证未明也。夫有一病，即有一证，初时错治，则轻者转重，重者转危，即幸安全，性命已如悬缕，大可惧耳。予因著“六气相杂须辨论”，提醒斯世。兹更反复叮咛，条列于下，俾入门诊视，先取而明辨之。初剂不差，胜于救逆良多矣。学者其致思焉。

霜降以后，天令严寒，感之而既病者，正伤寒也。其证发热恶寒，头项痛，腰脊强，身体痛。但脉浮紧、无汗为伤寒，脉浮缓、有汗为伤风。寒用麻黄汤，风用桂枝汤。予以加味香苏散代之。随手而愈。

冬时感寒不即发，伏藏于肌肤，至春因温气感触而发者，曰温病。春犹不发，至夏因热气感触而后发者，曰热病。其证头痛发热，与正伤寒同，但不恶寒而口渴，与正伤寒异尔，柴葛解肌汤主之。

四时之中，有不头痛发热，卒然恶寒厥冷，口鼻气冷，呕吐痛泻，面青、脉迟者，中寒也，姜附汤主之。

冬时当寒不寒，乃更温暖，因而衣被单薄，以致感寒而病者，冬温也。冬温之证，表寒内热，香苏散加清药主之。

夏秋之间，天时暴寒，人感之而即病者，时行寒疫也。亦有时非寒疫，而其人乘风取冷，遂至头痛发热者，名曰感冒。其见证与正伤寒略同，但较轻尔，香苏散主之。

夏月有病头痛身热，自汗烦渴者，伤暑也，加减香薷饮主之。暑证与热病相似，但热病初起无汗，暑病初起自汗，热病脉盛，暑病脉虚，此为异尔。然有伤暑、中暑、闭暑之别，治法详本门。

夏月有病头痛发热，身重腹满，谵语自汗，两胫逆冷者，湿温也。其人常伤于湿，因而中暑，暑湿相搏，名曰湿温。切忌发汗，汗之名重暍，为难治，苍术白虎汤主之。按伤寒发厥，胫冷臂亦冷；湿温发厥，胫冷臂不冷，以此为别。

头痛身热与伤寒同，而其人身重，默默但欲眠，鼻息鼾，语言难出，四肢不收者，风温也。不可发汗，加减萎蕤汤主之。

发热恶寒似伤寒，而脉细身重，不能自转侧，或头汗出者，风湿也。不呕不渴，桂枝加附子汤主之。

病人呕吐而利，或头痛腹痛，恶寒发热者，霍乱也，藿香正气散主之。

病人身热面赤，目脉赤，项强，独头摇，卒然口噤，背反僵者，痓也。无汗为刚痓，有汗为柔痓，加减续命汤主之。痓病有外感、内伤之异，有三阳、三阴之别，详见本门。

发热似伤寒，但身不痛，右手气口脉紧，中脘痞闷，嗳腐吞酸者，此伤食也，保和汤主之。

病人烦热似伤寒，而脉来虚软无力，头痛时止时作，肢体倦怠，语言懒怯者，虚烦也，补中益气汤主之。

病痰喘似伤寒，但胸满气急，脉弦滑者，痰也，二陈汤主之。痰亦有挟风寒而发者，宜加散剂。

恶寒发热与伤寒相似，而病起自脚，两胫肿满者，脚气也。脚气不离乎湿，槟榔散主之。然亦有两足忽然枯细者，俗名干脚气，此为风燥之证，四物加牛膝、木瓜主之。

病人脉浮数，发热恶寒，痛偏着一处，饮食如常者，蓄积有脓也。外痈、内痈皆见此候。何谓内痈？大抵口内咳，胸中隐隐而痛，吐唾腥臭者，肺痈也。腹皮膨急，按之则痛，便数如淋，转侧作水声者，肠痈也。胃脘隐隐而痛，手不可近，时吐脓者，胃脘痈也。书云：呕家有脓不须治，呕尽脓自愈。不可误也。

发热似伤寒，而其人或从高坠下，跌扑损伤，或盛怒叫呼，七情过度，或过于作劳，以致胸、腹、胁间有痛处，着而不移，手不可按者，蓄血也，泽兰汤主之。此与痈肿有别也。

以上诸证，有与伤寒相类而治法不同者，有与伤寒相似而实不同类者，亦有伤寒与杂证相兼而互至者，务在临病之初，辨明投剂，庶一匕回春，实实虚虚之祸可免矣。

伤寒六经见证法

六经者，太阳、阳明、少阳、太阴、少阴、厥阴也。三阳有经、有腑，三阴有传、有中。有太阳之经，即有太阳之腑，膀胱是也。有阳明之经，即有阳明之腑，胃是也。有少阳之经，即有少阳之腑，胆是也。然胆为清净之腑，无出入之路，故治法如经也。三阴有传经者，由三阳而传入三阴，此热邪也。有直中者，初起不由阳经传入，而直中三阴，此寒邪也。兹数者，乃伤寒见证之纲领也。

太阳经证

太阳经病，头痛、发热、项脊强、身体痛，鼻鸣、干呕、恶风、自汗、脉浮缓者，名曰中风，宜解肌，桂枝汤主之。若前症悉具，恶寒、无汗、脉浮紧，或喘嗽者，名曰伤寒，宜发表，麻黄汤主之。

桂枝汤方

桂枝一钱五分，去皮　芍药一钱五分　甘草一钱，炙　生姜一钱五分　大枣四枚，去核上五味㕮咀，以水四大盅，微火煮取二盅半，去滓，温服。服已，须臾啜稀粥数升以助药力。温覆，令一时许，遍身絷絷微似有汗者益佳，不可令如水流漓，病必不除。若一服汗出病瘥，停后服。若不汗，更服，依前法。若病重者，一日一夜周时观之，若病证犹在者，乃服至二三剂。禁生冷、粘滑、肉面、五辛、酒、酪等物。

麻黄汤方

此方不宜于东南，多宜于西北。西北禀厚，风气刚劲，必须此药开发，乃可疏通，实为冬令正伤寒之的剂，若东南则不可轻用，体虚脉弱者受之，恐有汗多亡阳之虑。

麻黄四钱，去节　桂枝二钱，去皮　甘草一钱，炙　杏仁十二枚，泡，去皮尖

上四味，以水四大盅，先煮麻黄减一盅，去上沫，纳诸药，煮取二盅，去滓温服，覆取微似汗，不须啜粥，余如桂枝汤法。

加味香苏散

有汗不得服麻黄，无汗不得服桂枝。今用此方以代前二方之用，药稳而效，亦医门之良法也。不论冬月正伤寒，及春、夏、秋三时感冒，皆可取效。

其麻黄汤，若在温热之时，则不可妄用，又体虚气弱，腠理空疏者，亦不可用。其桂枝汤，乃治太阳经中风自汗之证。若里热自汗者，误用之，则危殆立至。又

暑风证，有用白虎汤加桂枝者，桂枝微，石膏重，不相妨也。更有春温、夏热之证，自里达表，其证不恶寒而口渴，则不可用桂，宜另用柴葛解肌之类，或以本方加柴、葛及清凉之味。

大凡一切用药，必须相天时，审地利，观风气，看体质，辨经络，问旧疾，的确对证，方为良剂。

紫苏叶一钱五分　陈皮　香附各一钱二分　甘草七分，炙　荆芥　秦艽　防风　蔓荆子各一钱　川芎五分　生姜三片

上锉一剂，水煎温服，微覆似汗。

前证若头脑痛甚者，加羌活八分，葱白二根。自汗恶风者，加桂枝、白芍各一钱。若在春夏之交，惟恐夹杂温暑之邪，不便用桂，加白术一钱五分。若兼停食，胸膈痞闷，加山楂、麦芽、卜子各一钱五分。若太阳本证未罢，更兼口渴、溺涩者，此为膀胱腑证，加茯苓、木通各一钱五分。喘嗽加桔梗、前胡一钱五分，杏仁七枚。鼻衄，或吐血，本方去生姜，加生地、赤芍、丹参、丹皮各一钱五分。咽喉肿痛，加桔梗、蒡子各一钱五分，薄荷五分。便秘，加卜子、枳壳。若兼四肢厥冷，口鼻气冷，是兼中寒也，加干姜、肉桂之类，虽有表证，其散药只用一二味，不必尽方。若挟暑气，加入知母、黄芩之类。干呕、发热而咳，为表有水气，加半夏、茯苓各一钱五分。时行疫疠，加苍术四分。梅核气证，喉中如有物，吞不入，吐不出者，加桔梗、苏梗各八分。妇人经水适来，加当归、丹参。产后受风寒，加黑姜、当归，其散剂减去大半。若禀质极虚，不任发散

者，更用补中兼散之法。

柴葛解肌汤

治春温、夏热之病，其证发热头痛，与正伤寒同，但不恶寒而口渴，与正伤寒异耳。本方主之。

柴胡一钱二分　葛根一钱五分　赤芍一钱　甘草五分　黄芩一钱五分　知母一钱　贝母一钱　生地二钱　丹皮一钱五分

水煎服。心烦加淡竹叶十片，谵语加石膏三钱。

头　痛

问曰：头痛何以是太阳证？答曰：三阳经上至于头，皆有头痛。惟太阳经脉最长，其痛居多，故头痛为表证。又问曰：三阳头痛有别乎？答曰：太阳之脉，从巅入络脑，还出别下项，循肩膊内，夹脊抵腰中。故太阳头痛，头脑痛而连项脊也。阳明之脉，起于鼻，络于目，交额中。凡阳明头痛，头额痛而连面目也。少阳之脉，起于目锐眦，下耳后。凡少阳头痛，耳前后痛而上连头角也。以此为别。

又问曰：三阴本无头痛，今见直中证，亦有头痛，何也？答曰：此直中而兼外感也。

又问曰：伤寒传经至厥阴，亦有头痛，何也？答曰：厥阴证，头痛脉浮，是里邪达表，欲得汗解也，宜微表之。

又问曰：阳明腑病，口渴便闭，亦有头痛，何也？答曰：阳明之经络于头目，因其腑热熏蒸，上攻于头目之间，以致头痛。夫经病可以传腑，腑病亦可以连经，此相因之至理。然必其实有腑证，方可用白虎清之。若在恶寒发热初起之时，则为外感风寒，不得于阳明腑病同类混称也。

项脊强

问曰：项脊强何以是太阳证？答曰：项脊者，太阳经所过之地。太阳病则项脊强也。

又问曰：仲景云：结胸证，项脊强，如柔痉状，何谓也？答曰：本太阳病，为医误下而成结胸，胸中胀痛，俯仰不舒，有似于项强，非真项强也。盖太阳项强，强在项后，经脉拘挛而疼痛，胸无病也。结胸项强，强在项前，胸中俯仰不舒，项无病也。且结胸证，误下而后成；太阳病，初起而即见，自不同耳。

身痛

问曰：身痛何以是太阳证？答曰：人身之中，气为卫，血为荣，风则伤卫，寒则伤荣，风寒客之，则荣卫不通，故身痛。《经》云：寒甚则痛，热甚则肉消咽破。凡《内经·举痛》诸证，皆以寒名，未有以热而曰痛者也。故见身痛，即宜用辛甘发散，令气血流通而痛愈耳。

又问曰：身痛既为表证，诸书言里证亦有身痛，何也？答曰：里证身痛，属直中而不属传经也。寒邪直侵脏腑，阳气衰微，气血凝滞，致有身痛，宜急温之。若传经里证，则属热，热主血行，则无身痛。总之，外有头痛发热，而身痛如绳束者，太阳表证也。无头痛发热，而身痛如受杖者，直中寒证也。一发散，一温中，若误投之，终难取效，可不辨乎？

四肢拘急

问曰：四肢拘急，何以是太阳证？答曰：寒主收引，热主舒伸，天道之常。秋冬则万物敛藏，春夏则万物发舒，此定理也。《内经》曰：寒则筋挛骨痛，热则筋弛肉缓。故拘急为太阳感寒证。

又问曰：里证亦有拘急，何也？答曰：直中阴证，脏受寒侵，经脉因而敛束。若传经入里，则为热，热则体舒，又焉得拘急乎？总之，发热头痛而拘急者，太阳证也。无发热头痛而拘急者，直中证也。仲景治法，太阳表证及风湿相搏而见挛急者，皆处以桂枝加附子汤、甘草附子汤之类，矧三阴直中者乎？亦有汗、吐、下后，四肢拘急者，此津液内竭，血不能荣润筋骨，或补或温，相机而行也。

又问曰：拘急属寒，固无疑矣。常见内热极甚，身如枯柴，四肢僵硬，不能屈伸者，何也？答曰：此热甚血枯，肝脏将绝之候，名曰搐搦，非拘急也。仲景云：四肢漐习，唇吻反青，为肝绝。此之谓也。

发　热

问曰：发热何以是表证？答曰：风寒郁于腠理，则闭塞而为热。翕翕然作，摸之烙手，此热即发于皮肤之外，而脏腑无热，名曰表病里和。试以《内经》诸论证之，曰：风寒客于人，使人毫毛毕直，皮肤闭而为热，可汗而已。又曰：因于寒，体若燔炭，汗出而散。又曰：人之伤于寒也，则不免于病热，大汗热自解也。由是观之，热之属表明矣。故一见发热，即属表邪未解，虽一月、半月之久，还当发散。

又问曰：发热固为表邪，倘谵语发狂，里证复急者，治从表乎？从里乎？答曰：《经》云解表不开，切勿攻里，攻之为大逆。若里证甚急，须用清中兼表之法，加芩、连、知母之类以清里，而用荆、防、葛根之类以发表。大便闭结，里热极甚者，先用清散之法，然后用大柴胡汤下之。攻散并行，不相妨也。

又问曰：温热病亦发热，不用麻黄、桂枝而用柴葛以解之，何也？对曰：温热病者，寒邪伏于肌肤之间，酝酿成热，一旦自里达表，其证但发热、不恶寒而口渴，故用柴葛解肌汤辛凉以散之，不用麻黄、桂枝之辛温以助热邪也。然既曰解肌，即为表证设，亦未尝以发热为里证也。

又问曰：据子之言，凡发热皆在阳经而不在阴经。仲景云：少阴证，反发热者，当用麻黄附子细辛汤。何以故？对曰：少阴发热者，表里皆寒，是直中而兼外感，非传经少阴也。故用麻黄、细辛、附子温中发散，令表里两解。夫直中少阴，本无发热，而曰反发热者，盖兼太阳表证也。总之，传经入里而发热，清药中必兼发散；直中入里而发热，温药中必兼发散。可见，发热属表证，无可疑惑。故曰：三阴无头痛，无身热。

恶　寒

或曰：恶寒何以是表证？答曰：人身外为阳为表。

寒邪属阴，由表虚为寒所乘，名曰阴盛阳虚也。阳虚不能温其肤卫，致表空虚，虽在密室，亦引衣盖覆，谓之恶寒。《经》云：阴盛阳虚，汗之则愈。故恶寒属表证。

又问曰：诸书言里证亦恶寒，何也？答曰：里证恶寒，直中也，非传经也。传经入里则为热邪，必然恶热，岂有恶寒之理。然太阳恶寒与直中恶寒，何以别之？病人头痛发热而恶寒者，表证也。无头痛发热而恶寒者，直中里证也。《经》曰：发热恶寒，发于阳。无热恶寒，发于阴也。

又问曰：阳明腑病，口燥渴而背微恶寒者，岂非传经里证乎？答曰：恶寒者，表未尽也，因其燥渴之甚，故用白虎加人参汤，此活法也。仲景云：发热无汗，表未解者，不可与白虎汤。渴欲饮水，无表证者，白虎加人参汤主之。此证微恶寒，则表邪将解，口燥渴，则里热已炽，故用此方。设口不燥渴，亦安得而用之乎？

又问曰：误下而成结胸，胀痛甚急，倘恶寒者，何以治之？答曰：结胸为医误下而成，今恶寒者，是表邪未尽结于胸中，必先解表，方服陷胸汤、丸。若误攻之，表邪又结于胸，则更危矣。故结胸证，有一毫恶寒，必先散之，而后攻之。可见恶寒属太阳表证也。

喘

问曰：喘何以是太阳证？答曰：肺主皮毛，司气之升降。寒邪侵于皮毛，肺气不得升降，故喘。试以麻黄汤论之，内有杏仁，为定喘设也。又云：喘家作桂枝汤，加厚朴、杏子佳。明言喘属表邪也。

又问曰：喘既为肺为表，《指掌赋》云喘满而不恶寒者，当下而痊。何也？答曰：传经里证，内热闭结，大便不通，热气上冲，致肺金清肃之令不得下行，因而喘急。此因胃热攻肺，故可下之，俾其热气流通而喘定矣。然或有恶寒等症，则不可遽攻，恐成逆候。

又问曰：阴证喘促者，何以治之？答曰：阴证喘者，乃少阴中寒，真阳衰微，肾不纳气，以致四肢厥冷，脉沉细，气促而喘急，宜理中、四逆以温之，八味以佐之。若汗出发润，喘不休者，为难治也。

脉　浮

或问曰：脉浮何以是太阳表证？答曰：按之不足，举之有余，故曰浮。《内经》曰：寸口脉浮，主病在外。浮而紧者为伤寒，浮而缓者为伤风。皆主表邪也。设若邪气入里，则脉必沉，又焉得浮？故浮脉为太阳表证。

又问曰：脉浮固属表证，倘里证见而脉尚浮者，治当何如？答曰：里证脉浮，恐表邪未尽也，必先解表而后攻里。书云：解表不开，切勿攻里。仲景云：结胸证，脉浮者不可下。可见脉浮为在表矣。然有表证已罢，便闭谵语，腹痛口渴，而脉尚浮者，又当从权下之。仲景云：脉浮而大，有热，属脏者，攻之，不令发汗。此之谓也。此取证不取脉也。

脉　伏

问曰：脉不出，何以是表证？答曰：脉者血之府，热则血行，岂有脉伏之理。惟表受寒深，故脉伏。一手无脉曰单伏，两手无脉曰双伏。外显太阳证，而脉伏不出者，寒气闭塞也。然此实将汗之机，欲愈之候也。书云：天气燠蒸，必有大雨。雨过而天气清，犹汗出而精神爽也。

又问曰：里证脉伏者何也？答曰：里证脉伏，惟直中有之，亦寒气闭塞也。宜用四逆汤加猪胆汁、葱白以温之。若传经里证则属热，热则血行，何得脉伏！

又问曰：亦有阳证脉伏者，何也？答曰：阳证脉伏者，乃郁热极深，反见假寒之象。脉涩滞之甚，似伏而非伏也。然必有唇焦口燥、饮冷便闭诸症，与阴寒脉伏者相隔霄壤。又或有痛处，痛极则脉伏，痛止则脉出也。至于寻常脉伏，非表证即直中矣。

阳明经证

阳明经病，目痛、鼻干、唇焦、漱水不欲咽、脉长，此阳明本经证。其经去太阳不远，亦有头痛发热，宜用葛根汤解肌，不可误认为腑病，而用清凉攻下之法。

葛根汤

葛根二钱　升麻　秦艽　荆芥　赤芍各一钱　苏叶　白芷各八分　甘草五分　生姜二片

上水煎服。若无汗而口渴者，加知母。自汗而口渴者，加石膏、人参。凡阳明证，口渴之甚，即为入腑，故加入清凉之药。若自汗而口不渴者，乃阳明经中风，去苏叶，加桂枝。若春夏之交，惟恐夹杂温暑之邪，不便用桂，加白术一钱五分。

目痛鼻干

问曰：目痛鼻干，何以知邪在阳明经也？答曰：目鼻者，足阳明胃所布之经络也。《经》云：阳明之脉，起于鼻，交额中，旁纳太阳之脉，连目眦，下循鼻外，入上齿中，挟口环唇。邪气传之，则目痛鼻干。至于他经，各行其道，何目痛鼻干之有？

唇焦漱水不欲咽

问曰：唇焦漱水不欲咽，何以知邪在阳明经也？答曰：唇者，阳明经所过之地也。今唇焦思漱水以润之，是知邪在阳明经络中，然不欲咽者，则知本腑无热，表病而里和也。

又问曰：表证既除，里证已见，或亦有漱水而不咽者，治法从表乎？从里乎？答曰：既无表证，里必有热，热则能消水，漱当咽下，若不咽者，是内有瘀血也。何以知之？外无表证，小腹硬满而痛，小便自利，大便黑色是也。当用桃仁承气汤攻之。总之，腹满而痛，小便不利，是燥粪也。大便自如，小便不利，此溺涩也。今小便自利，腹中硬痛，其为瘀血明矣。

脉长

问曰：尺寸俱长，何以知邪在阳明经也？答曰：长者，泛溢也，言脉过于本位也。阳明为气血俱多之经，邪一传之，则血气淖溢，故尺寸俱长。

又问曰：脉长者，邪在阳明，而用药有葛根、承气、白虎不等者，何也？答曰：阳明用葛根者，治阳明经病也；阳明用承气者，治阳明腑病，邪气结实也；不用葛根、承气而用白虎者，治阳明经病初传于腑，邪未结实也。阳明经病，目痛鼻干，漱水不欲咽，而无便闭、谵语、燥渴之症，是为表病里和，则用葛根汤散之。假如邪已入腑，发热转为潮热，致有谵语、燥渴、便闭、腹胀等症，是为邪气结聚，则用承气汤下之。假如阳明经病初传于腑，蒸热自汗，燥渴谵语，而无便闭、腹胀之症，是为散漫之热，邪未结实，则用白虎汤清中达表而和解之。此治阳明三法也。倘经腑不明，临证差忒，误人匪浅。因知仲景用攻者，攻阳明之腑，不攻阳明之经。用表者，表阳明之经，非表阳明之腑。辛凉和解者，治腑病散漫之邪，大便未结，腹无所苦也。此阳明经腑之说，所宜急讲也。

少阳经证

少阳经病，目眩、口苦、耳聋、胸满胁痛、寒热往来、呕吐、头汗、盗汗、舌滑、脉弦，此少阳经受病，宜用小柴胡汤和解之。仲景云：少阳证，但见一二症即是，不必悉具。此经有三禁，吐、汗、下是也。然少阳有兼表、兼里者，务在随时变通，不得以三禁之说而拘泥也。

小柴胡汤

柴胡二钱　赤芍一钱五分　甘草　半夏各一钱　黄芩

一钱五分　人参五分　生姜二片　大枣三个，去核

水四钟，煎二钟半，温服。

若胸中烦而不呕，是热气结聚，去半夏、人参，加瓜蒌实以泻热。若渴者，是津液少，去半夏加栝楼根，倍人参以生津液。若腹中痛，是邪气壅，去黄芩，加白芍药以通壅。若胁下痞硬，去大枣，加牡蛎以软坚。若心下悸，小便不利，是水气，去黄芩，加茯苓以渗泄。若不渴，外有微热，是表邪未解，去人参，加桂枝以解肌。若咳者，为肺寒气逆，去人参、大枣、黄芩，加前胡、橘皮、干姜以散寒降气。

耳　聋

问曰：耳聋何以是少阳证？答曰：足少阳胆经，上络于耳，邪在少阳，则耳聋也。

又问曰：厥阴亦耳聋，何也？答曰：肝胆相为表里。肝病连胆，故亦耳聋也。但少阳耳聋，必往来寒热，厥阴耳聋，则舌卷囊缩，自有别耳。

胸　满

问曰：胸满何以是半表半里证？答曰：胸半以上，乃清阳之分，正在半表半里，邪至此，将入里而未深入于里也。故胸满而腹未满者，乃邪气而非有物也。若腹中胀满，则为有物矣。

又问曰：痞气亦胸前胀满，何以别之？答曰：邪入三阴经，而未结聚成实，医遽下之，致成痞气。必须问其曾经下否？若经下而后胸满者，痞气也。若未经下而

胸前胀满，即属少阳也。陶氏治法：少阳证兼胸满者，小柴胡加枳桔，如未效，本方对小陷胸汤一服，如神为妙。是知用药，亦自有相通者。

胁　痛

问曰：胁痛何以是半表半里证？答曰：足少阳胆经，布之胁下，故有胁痛。至于他经，或出于巅背，或布于面目，则无此症。

又问曰：水气亦有胁痛，何也？答曰：水气胁痛，必见干呕，咳引胁下痛，小半夏加茯苓汤主之。极重者，十枣汤攻之。若半表半里胁痛，外必兼见少阳证。

目眩、口苦

问曰：目眩、口苦，何以是半表半里证？答曰：目者，肝之窍也，胆附于肝，今少阳胆病，故目眩。口苦者，胆之汁也，热泄胆汁，故口苦。凡目眩、口苦者，即是少阳半表半里证，当和解之。

呕　吐

问曰：呕吐何以是半表半里证？答曰：邪气将入里，里气上冲，邪正分争，故呕吐。仲景云：伤寒三日，三阳为尽，三阴当受邪，其人反能食而不呕，此为三阴不受邪也。由此观之，是知呕吐者，邪气入阴之机，然犹在将入未入之间，故和解可愈也。然亦有胃热而呕者，有胃寒而呕者，有停饮而呕者，有食积而呕者。病人口燥渴，呕吐黄水者，胃热也。呕吐清涎沫，口鼻气冷，手足厥冷者，胃寒也。渴饮水而复呕，咳引胁下痛者，停饮也。呕吐饮食，胸膈胀痛，吞酸嗳腐者，食积也。以此为别。

往来寒热

问曰：寒热往来，何以是半表半里证？答曰：人身外阳内阴，足少阳胆经，正阴阳交界之所，邪传至此，阴阳相争，故寒热往来。

又问曰：阳明亦有寒热往来，何也？答曰：阳明经病，邪在肌肉中，则身发热，焉得有往来寒热。由少阳传入阳明之腑，表证未除，里热已结，故兼见往来寒热，当用大柴胡汤攻之。书曰：阳明内实，则为寒热往来。此说非也，盖由少阳邪气未除，故见寒热，并非阳明正病也。

头汗

问曰：头汗何以是半表半里证？答曰：诸阳经上至于头，则有头汗。若诸阴经，皆至颈而还，则头无汗。故见头汗出，即半表半里证。

又问曰：诸阳脉上至于头，今头汗出，当是表证，何以为半表半里也？答曰：若是表证，尚有寒邪闭塞，焉得有汗。今既有汗，是寒邪化为热也。但名曰里证，则头与身皆出汗；但名曰表证，则头无汗。故曰半表半里也。

又问曰：瘀血、发黄、水气，皆有头汗出，何也？答曰：瘀血头汗出，小便自利，小腹满痛，大便黑色。

发黄头汗出，小便不利，目珠黄。水气头汗出，胸胁痞满，咳引胁下痛。若少阳证头汗出，必见往来寒热诸症，以此为别。

盗　汗

问曰：盗汗何以是半表半里证？答曰：热邪熏灼，腠理开，令人自汗；寒则腠理闭塞而无汗。今汗睡而出，觉而收，是邪将盛于阴，而未深入于阴，故曰半表半里也。

又问曰：杂证盗汗，何也？答曰：杂证盗汗，乃阴虚之证。伤寒盗汗，乃外感之邪，自不同类。

舌苔滑

问曰：舌苔滑何以是半表半里证？答曰：舌司肠胃寒热之变，在表则津液如常，在里则苔燥黄黑。今舌苔滑，尚有津液，但不如常，是邪将入腑，而未深入于腑也。既不在表，亦不在里。故曰半表半里证。

脉　弦

问曰：脉弦何以是半表半里证？答曰：弦者，肝之本脉也。肝胆相为表里，且胆为甲木，木主风，于时为春，故脉弦也。太阳脉浮，阳明脉长，少阳脉弦，此三阳诊候之法也。

太阴经证

太阴经病，自古混同立言，故方药多错乱，今细按之，有三法焉。夫太阴有传经之邪，有直中之邪，有误下内陷之邪，不可不辨也。如《经》所谓腹满嗌干者，此传经之阳邪也，法当用小柴胡去人参加芍药以和之。不已，则下之。《经》又谓腹满而吐，食不下，自利益甚，时腹自痛者，此直中之寒邪也，法当理中汤以温之。又谓太阳证，医反下之，因尔腹满时痛者，此误下内陷之邪也，法当用桂枝加芍药；大实痛者，桂枝加大黄汤。以是知传经之邪，宜用大小柴胡辈；直中之邪，宜理中；误下内陷之邪，宜用桂枝汤加减法。

今先举传入太阴者言之。其见症也，腹满痛、嗌干、脉沉实，大柴胡汤主之。若自利，去大黄，加黄连以清之。

大柴胡汤

柴胡一钱五分　半夏洗，七分　黄芩　芍药各二钱　枳实一钱　大黄二钱

水煎服。若兼寒热往来，加生姜五分，大枣三个。

腹满痛

问曰：腹满痛何以是太阴证？答曰：脾为坤土，坤为腹，阴中之至阴也。邪气传之，则腹满而痛。

又问曰：腹痛既为里证，当投大黄，而先用柴胡、芍药者，何也？答曰：此少阳传入太阴者也。少阳之邪，传入太阴，肝木乘脾，致成腹痛，故用大柴胡加芍药以和之。痛甚者，加大黄以下之。又如太阳证，为医误下，以致邪气内陷而成腹痛，用桂枝汤加芍药。大实

痛者，桂枝汤加大黄。意正相等。然腹痛虽属太阴，又有传经、直中之分，大抵传经之邪，由三阳传入；直中之邪，猝然骤至也。传经之邪，则脉沉实；直中之邪，则脉沉细也。传经之邪，则嗌干口燥；直中之邪，则口鼻气冷也。以此为别。

下　利

问曰：自下利何以是太阴证？答曰：下利出于肠胃，热传脾脏，熏灼肠胃，故有下利。

又问曰：三阳合病，以及少阳阳明合病，俱有下利，何也？答曰：三阳合病有下利者，外合三阳之经，内合阳明之腑也。少阳阳明合病自下利者，亦合阳明之腑也。阳明内主胃腑，故有下利，若不入腑，必无下利。今少阳之邪，传入太阴，太阴为脏，与腑相连，故有下利也。但宜分传经、直中，传经则下利肠垢，直中则下利清谷。寒热之药，由此而分，不可不谨。

脉沉实

问曰：脉沉实何以是太阴热证？答曰：沉者，病脉也，主病在里。实者，有力也，主病为热。今脉沉实，故知太阴经有实热也。

少阴经证

少阴经病，有传、有中，今先举传经者言之。其见症也，口燥咽干而渴、或咽痛、或下利清水色纯青、心下硬、或下利肠垢、目不明，大小承气汤并主之。

小承气汤

治邪传少阴，口燥咽干而渴，或目不明，宜急下之。

大黄三钱，酒洗　厚朴一钱　枳实一钱五分

水煎服。加芒硝三钱，即大承气汤。

甘桔汤

治少阴咽痛。

甘草三钱，炙　桔梗三钱

水煎服。按：本方加大力子三钱炒研，薄荷叶五分，更效。若不瘥，对前小承气汤服。

口燥咽干而渴

问曰：口燥咽干而渴，何以属传经少阴也？答曰：少阴之脉，循喉咙，挟舌本。热邪传入少阴，消烁肾水，则真水不得上注于华池，故干燥异常，而渴之甚也。须急下之，以救肾家将涸之水。

又问曰：肾气虚寒，而亦口渴者何也？答曰：肾者，水脏也，虚故引水自救，小便必色白。白者，因下焦虚有寒，不能制水，故令色白也。若传经热邪，则小便短涩而赤。且传经证，口燥咽干，舌燥唇焦而渴之甚。肾气虚寒，则无此等热证，惟见频饮热汤以自灌而已，又或思饮冷而不能下咽，此内真寒而外假热之候，与口燥咽干而渴相隔霄壤。

咽　痛

问曰：咽痛何以属传经少阴证？答曰：咽者，少阴经脉所过之地也，热邪攻之则咽痛。

又问曰：寒证亦有咽痛，何也？答曰：寒邪直中下焦，逼其无根失守之火发扬于上，亦令咽痛。然必有下利清谷，四肢厥冷等症，不若传经热邪，口燥咽干而渴之甚也。

下利清水

问曰：下利清水，何以是传经少阴证？答曰：邪传少阴，热气熏灼，结粪如磊石在内，所进汤水不能渗入，遂从结粪空中走出，按其腹，必硬痛，宜急下之。若直中证，下利清谷，俗名漏底伤寒。设误认此证为漏底而用热药，是抱薪救火矣！仲景云：少阴证，下利清水，色纯青，心下硬痛，急下之，宜大承气汤。正谓此也。

目不明

问曰：目不明，何以是少阴证？答曰：目能照物，全在瞳人。瞳人属水，邪气熏灼，则肾水枯涸，不能照物，故知目不明属少阴热邪。宜急下之，以救肾家将绝之水。

又问曰：虚证亦有目不明，何也？答曰：虚证目不明者，气弱也，血枯也。丹溪用人参膏补气也，六味地黄汤补血也。此皆内伤之治法。若伤寒目不明，实为热邪消烁肾水，急宜清凉攻下以救援也。如大便自利，腹无所苦，则用三黄解毒汤清之。大便不利，腹中硬痛，则用承气下之，不可缓也。

厥阴经证

厥阴经病，亦有传、有中，今先举传经者言之。其见症也，少腹满、舌卷囊缩、烦躁、厥逆、消渴，大承气汤主之。

大承气汤见少阴证。

少腹满

问曰：少腹满何以是传经厥阴证？答曰：胸膈以上，乃清阳之分，为少阳之分野。胸膈以下，少腹以上，乃清浊交界之所，为太阴之分野。当脐者，少阴之分野。少腹者，厥阴之分野。伤寒传至厥阴，少腹胀满，乃浊阴凝聚，实为有物矣，宜急下之。

又问曰：瘀血与溺涩，亦少腹满，何也？答曰：瘀血者，太阳膀胱经蓄血也。溺涩者，太阳膀胱经蓄水也。膀胱系于脐下，故少腹满也。但蓄血证少腹满，小便自利，大便黑色。溺涩证少腹满，小便不利，大便如常。若邪传厥阴，则大便闭结，小便短赤，是为燥粪证也。且厥阴必有烦满、囊缩、厥逆、消渴诸症，与太阳膀胱经证迥然不同也。

舌卷囊缩

问曰：舌卷囊缩，何以是传经厥阴证？答曰：肝主周身之筋，热邪内灼，则津液枯，不能荣养于筋，故舌卷而囊缩，宜急下之。

又问曰：直中证亦舌卷囊缩，何也？答曰：直中于寒，阳气衰微而敛缩，此冬令万物闭藏之象。今内热消烁，此夏令津液干枯之象。然直中证，脉必沉迟，或见下利清谷，口鼻气冷诸寒证。邪传厥阴，必烦满消渴之极，或唇焦口燥，身如枯柴，形情大不相同。且直中证，舌虽短缩而润泽。邪传厥阴，则舌敛束如荔枝，必然焦燥，毫无津液。

又问曰：妇人之诊如何？答曰：妇人乳缩，男人囊缩，先验其舌，已自明白，不待细问矣。是以伤寒验舌之法不可不讲。

厥　逆

问曰：厥逆何以属传经厥阴证？答曰：伤寒之邪，自表入里，邪在三阳，则手足热；传至太阴，则手足温；至少阴，则渐冷，至厥阴，则逆冷矣，所谓热深厥亦深是也。盖自热至温，自温至厥，自厥至逆冷，乃传经之邪由浅入深。是知厥逆属传经厥阴证。

又问曰：寒证厥逆者，何也？答曰：直中寒邪，初时即厥，不比传经之厥，以渐而至也。

又问曰：仲景云：发热四日，厥反三日，复热四日，厥少热多，其病当愈。厥四日，热反三日，复厥四日，厥多热少，其病当进，何谓也？答曰：此指热厥而言也。伤寒发热者，其热尚浅，伤寒发厥者，其热更深。所谓热深厥亦深，热微厥亦微者，此也。厥少热多，则热渐退；厥多热少，则热更进也。至于直中寒邪，初起即厥，不比传经热邪初时发热，而后至于厥，厥与热复相间互发，而进退无常也。

消　渴

问曰：消渴何以属厥阴热证？答曰：消渴者，热甚能消水也。邪传太阴，则嗌干，未甚渴也。至少阴，则口燥舌干而渴。至厥阴，则消渴矣。消渴者，饮水多而小便少，不知消归何所也？可见厥阴热甚，则大渴而能消水也。

又问曰：三阳经亦口渴，何也？答曰：太阳证，本无渴，其小便不利而渴者，太阳腑病也。外显太阳证，而又兼口渴，故用五苓散以分利之，俾小便通而渴自止矣。阳明经病亦无渴，不过唇焦漱水尔。其有渴者，则阳明腑病也。邪未结聚，热势散漫而口渴者，白虎汤；邪已结实，腹胀便闭而口渴者，承气汤。此阳明腑病之治法也。至于少阳，乃表里交界之所，在表为寒，在里为热，兼有口渴者，骎骎乎欲入里矣，故于小柴胡中去半夏加栝楼根以清其热，倍人参以生津液。此少阳经之治法也。至于太阴，虽嗌干，而渴犹未甚也。少阴则燥渴，渴渐甚矣。厥阴则消渴，渴之至而无复加者也。

又问曰：阳明腑病，口大渴，与厥阴消渴，何以别之？答曰：阳明居中，土也，万物所归也。三阳三阴之邪，皆得传之。今厥阴经消渴者，阳明胃中消之也。夫饮与食，皆入胃者也，胃热则消，胃寒则不能消也。厥阴邪热极盛，攻入胃腑，则消渴之证生。非厥阴肝经，另有一口而能饮能消也。因其有囊缩、烦满、厥逆诸症，故名曰厥阴。因其由厥阴证而发消渴，故以消渴属厥阴也。

又问曰：热甚亦有不渴者，何也？答曰：此热极神昏，不知渴也。其始极渴，其后则不知渴，口燥唇焦，身如槁木，势亦危矣。

又问曰：直中寒证亦有渴者，何也？答曰：此阴盛隔阳于上，渴欲饮水而不能饮，名曰假渴。其人烦躁，欲坐卧泥水之中，此内真寒而外假热也。又或因汗、下重亡津液，胃中干燥，致令思水，所饮常少而喜温。又少阴证，肾经虚寒，频饮热汤以自救，乃同气相求之理，但小便色白，而外见清谷、厥逆诸寒症。以上诸证，与厥阴囊缩而消渴者相隔千里，是不可以不辨。

太阳腑病

太阳腑者，足太阳膀胱是也。膀胱有经有腑，邪在于经，则头痛发热；邪在于腑，则口渴溺赤。外显太阳经病，而兼口渴溺赤者，此溺涩不通乃太阳腑病，与他脏无涉也，五苓散主之。若表证未罢，可与散剂同用。

五苓散

茯苓三钱　猪苓　泽泻各八分　桂枝一钱　白术一钱五分

水煎服，以利为度。愚按：前证自汗脉浮者，由中风入本腑，可用此方。无汗脉紧者，由伤寒入本腑，即于香苏散中加茯苓、泽泻，应手而效。

口渴溺赤

问曰：膀胱有水，何以反渴也？答曰：水有清浊，浊水不去，则津液不生，故渴也。且水停有湿，邪入则热，湿热相聚则渴。今分利之，俾湿热流通而渴自止矣。若病在经，而未入腑者，切不可用渗利药，反引邪气入本腑也。

阳明腑病

足阳明胃，有经有腑。经者，径也，犹路径然；腑者，器也，所以盛水谷者也。邪在于经，不过目痛、鼻干、唇焦漱水而已。邪既入腑，则潮热谵语、狂乱不得眠、烦渴、自汗、便闭诸症生焉，白虎汤、承气汤并主之。但阳明腑病，有由本经入本腑者，有由太阳、少阳入本腑者，有由三阴经入本腑者，来路不同，见证则一，治者详之。

白虎汤方

治阳明腑病，脉洪大，蒸热，潮热，谵语，燥渴，自汗，或胃热发斑，但腹中未坚硬，大便未闭结，此阳明散漫之热，邪未结聚，故用本方辛凉和解之剂。

石膏五钱　知母三钱　甘草二钱　粳米一撮

水煎服。若热甚者倍之。大法自汗多者，加人参，名人参白虎汤。挟湿者，加苍术，名苍术白虎汤，治湿温证。按：此方必燥渴、潮热、自汗、脉洪，有此八字，方可与之。若表证仍在而不燥渴者，切不可用也。

又太阳证，发热而渴，小便不利者，为膀胱腑病，不可与白虎汤。若直中阴寒，面赤烦热，似渴非渴，欲坐卧泥水中，此真寒假热之证，必须温补。又有血虚发热，证像白虎，宜用当归补血汤。若误投石膏、知母，则倾危可立而待矣。

调胃承气汤

治阳明腑病，潮热，谵语，便闭，绕脐硬痛，为有燥屎，此结聚之热，邪已坚实，宜下之。

大黄三钱　芒硝二钱　甘草五分

水煎服。

本方去甘草加枳实、厚朴，名大承气汤。窃按：枳实消痞，厚朴去满，芒硝润燥，大黄泻实。必痞、满、燥、实四症兼全者，方可用也。若痞满而未燥实者，宜用小承气汤，不用芒硝，恐伤下焦阴血也。燥实而未痞满者，即用本方，不用枳、朴，恐伤上焦阳气也。

论承气汤有八禁

一者表不解。恶寒未除，小便清长，知不在里，仍在表也，法当汗解。

二者心下硬满。心下满，则邪气尚浅，若误攻之，利遂不止，恐正气下脱也。

三者合面赤色。面赤色为邪在表，浮火聚于上，而未结于下，故未可攻也。又面赤为戴阳，尤宜细辨。

四者平素食少，或病中反能食。平素食少，则胃气虚，故不可攻。然病中有燥屎，即不能食，若反能食，则无燥屎，不过便硬耳，亦未可攻也。

五者呕多。呕吐属少阳，邪在上焦，故未可攻也。

六者脉迟。迟为寒，攻之则呃。

七者津液内竭。病人自汗出，小便自利，此为津液内竭，不可攻之，宜蜜煎导而通之。

八者小便少。病人平日小便日三四行，今日再行，知其不久即入大肠，宜姑待之，不可妄攻也。

潮　热

问曰：潮热何以属阳明腑证？答曰：潮热者，如潮之汛，不失其时，今日午后发热，明日亦午后发热，故名潮热。若一日发至晚者，便是发热，而非潮热矣。若寒热相间，便是往来寒热矣。仲景云：其热不潮，不可与承气汤。可见潮热合用承气汤也。

又问曰：潮热固当下，设有表证，何以治之？答曰：潮热兼表，必先解表，然后攻里；若里证甚急，则用大柴胡法，表里并治可也。

谵　语

问曰：谵语何以属阳明腑证？答曰：心者，胃之母。肺者，胃之子。心主藏神，精明者也。肺主出声，清肃者也。今胃中热盛，上乘心肺，故神气昏愦而语言错乱。轻则呢喃谬妄，重则喊叫骂詈，不避亲疏，由其热有轻重，故谵语亦有轻重也。

又问曰：《经》云谵语有虚有实者，何也？答曰：实则谵语，虚则郑声。谵语者，乱言无次，数数更端。

郑声者，郑重其辞，重叠频言，不换他说也。盖气有余，则能机变而乱语。气不足，则无机变而只守一音也。

又问曰：妇人伤寒，昼则明了，夜则谵语者，何也？答曰：此热入血室证也。妇人经水适来，血海空虚，邪气乘之，致有此证。治法无犯胃气及上二焦，必自愈。宜用小柴胡汤去半夏，加红花、桃仁、生地、丹皮之属。

狂　乱

问曰：狂乱何以属阳明腑病？答曰：重阴为癫，重阳为狂。诸经之狂，皆阳盛也。伤寒阳热极盛，至于发狂，势亦危矣。狂之发也，少卧不饥，妄语妄行，或登高而歌，弃衣而走，甚则逾垣上屋，皆阳热亢极使之，非下不除。又太阳病不解，热结膀胱，其人如狂，此乃下焦蓄血。少腹当硬满，小便自利，大便黑色，虽则如狂，初不若发狂之甚也。又有以火劫汗，遂至亡阳，发为惊狂，有慌乱恐惧之象，实非狂也。是知如狂者，膀胱蓄血。惊狂者，劫汗亡阳。发狂者，阳明胃腑实热也。

又问曰：寒证有发狂者，何也？答曰：此阴盛隔阳之证，其人烦躁，欲坐卧泥水中，是名阴燥。脉必沉迟，或见下利清谷诸寒症，急宜温补，不可误用寒凉也。

不得眠

问曰：不得眠何以是阳明腑证？答曰：不得眠，阴阳皆有之。其狂乱不得眠者，阳明胃热故也。《经》云：胃不和则卧不安。胃受热邪故不和，不和故不眠也。若初时目痛、鼻干、不得眠者，阳明经病也，葛根汤主之。若蒸热自汗、燥渴脉洪、不得眠者，阳明经腑同病，散漫之热也，白虎加人参汤主之。若潮热自汗、便闭谵语、不得眠者，阳明腑病，结聚之热也，调胃承气汤下之。若伤寒邪气已解，或因食复，遂至烦闷干呕、口燥呻吟、不得眠者，以保和汤加芩、连主之。

又问曰：不眠固属热证，有投寒药转甚者，何也？答曰：因汗、下重亡津液，心蕴虚烦，致不得眠，宜用酸枣仁汤，或真武汤主之。不眠似属寻常，若少阴脉沉细、自利、厥逆、烦躁不得眠者，为难治也。

燥　渴

问曰：燥渴何以属阳明腑证？答曰：寒邪在表，则不渴；邪气传里，化而为热，则渴。太阳证有口渴者，膀胱腑病也，其渴微。阳明经病，但漱水尔，不为渴也，入腑则大渴矣。少阳证，但口苦，亦无渴，其有渴者，将转入阳明也。仲景云：服柴胡汤已而渴者，属阳明也。三阴皆有渴，因其连于胃腑，故渴也。是知燥渴的属阳明证。余详辨厥阴证消渴条下。

自　汗

问曰：自汗何以是阳明腑病？答曰：伤寒在表，则腠理致密而无汗，入腑则热气发越，而汗自出矣。今无汗忽变为有汗者，乃热邪入腑，熏蒸如鼎沸然，故令汗出也。

又问曰：自汗有用桂枝及桂枝加附子汤者，何也？答曰：自汗用桂枝者，太阳伤风证也。用桂枝加附子汤者，因发汗太多，遂漏不止，恶风寒而为表虚也。若阳明腑病，燥渴谵语，孰敢用桂枝者？仲景于桂枝加附子条下注曰：不呕不渴。可见阳明燥渴，则无用桂枝之理矣。大抵头痛发热悉具者，伤风自汗也。因发汗遂漏不止者，阳虚自汗也。烦躁口渴，能消水，不恶风寒而反恶热者，阳明腑病自汗也。

又问曰：直中证，亦自汗，何也？答曰：直中证，冷汗自出，脉沉迟，手足厥冷，乃真阳衰微之象，与阳明胃热自汗，熏蒸腾沸之状，天渊相隔矣。

又问曰：中暑自汗，亦口渴，何以别之？答曰：中暑自汗，口虽渴，脉必弦细芤迟也。《经》云：脉盛身热，得之伤寒；脉虚身热，得之伤暑。实者，人参白虎汤；虚者，十味香薷饮主之。

手足心、腋下有汗

问曰：手足心、腋下有汗，何以是阳明腑病？答曰：胃主四肢，为津液之主。今热聚于胃，致令出汗，乃津液之旁流也。《经》云：手足濈然汗出，大便难而谵语，宜下之。

又问曰：阳明中寒，不能食，亦令手足汗出者，何也？答曰：此胃中虚冷所致，与传经热证、便难谵语者，自是不同。

便闭

问曰：便闭何以属阳明腑证？答曰：阳明居中土也，万物所归，无复传。伤寒三阳三阴之邪，皆得传入，以作胃实不大便之症，法当下之。然《经》有八禁，详列于前，不可不辨。

转矢气

问曰：转矢气何以属阳明腑证？答曰：矢气者，气下泄也。病人内有燥粪，结而不通，则气常下失。仲景云：欲行大承气，先与小承气，腹中转矢气者，方与大承气汤，若不转矢气，慎未可再攻。是知转矢气属阳明腑也。

论里中之里

伤寒之邪，三阳为表，三阴为里，人皆知之。而里中之里，人所不知也。何谓里中之里？阳明胃腑是也。三阳三阴之邪，一入胃腑，则无复传，故曰里中之里也。或谓三阴经，脏也，阳明胃，腑也，岂有腑深于脏者乎？答曰：阳明居乎中土，万物所归，无所复传，犹之溪谷，为众水之所趋也。夫以阳经与阴经较，则在阴为深；以阴经与胃腑较，则胃腑为尤深也。三阳三阴之经，环绕乎胃腑，处处可入。有自太阳入腑者，有自本经入腑者，有自少阳入腑者，有自太阴入腑者，有自少阴入腑者，有自厥阴入腑者，一入胃腑则无复传，故曰里中之里也。治伤寒者，先明传经、直中；即于传经之中，辨明表里；更于表里之中，辨明里中之里。如此则触目洞然，治疗无不切中矣。

复论阳明本证用药法

阳明有经有腑，阳明经病，发热头痛、目痛鼻干、唇焦漱水，宜解肌，葛根汤。阳明经病传腑，蒸热自汗、口渴饮冷，白虎加人参汤，此散漫之热，可清而不可下。阳明腑病，热邪悉入于里，其症潮热谵语、腹满便闭，调胃承气汤，此结聚之热，徒清无益也。夫病当用承气，而只用白虎，则结聚之热不除；当用白虎而遽用承气，则散漫之邪复聚而为结热之证。夫石膏、大黄，同一清剂，而举用不当，尚关成败，何况寒热相反者乎？甚矣，司命之难也。

论阳明兼证用药法

或问：《经》曰：有太阳阳明，有少阳阳明，有正阳阳明。何也？答曰：太阳阳明，由太阳经传入阳明之腑也；少阳阳明，由少阳经传入阳明之腑也；正阳阳明，由阳明本经而传入本腑也。大法，太阳阳明，太阳证不解，必从太阳解表为主。若表证不解，医误下之，转属阳明，宜下之，小承气汤。若因误下而成结胸，先服小陷胸汤，若不瘥，再服大陷胸汤；余邪未尽，投以枳实理中丸，应手而愈。少阳阳明，脉纯弦者，名曰负。负者，胜负也，为难治。若少阳证多者，必从少阳和解为先，小柴胡汤。若腹满硬痛、便闭谵语者，下之，大柴胡汤。正阳阳明，在表者，葛根汤；表邪入里，未结聚者，白虎汤；邪已入腑，结聚成实者，下之，调胃承气汤。凡用下药，必以腹满硬痛便闭为主，或兼下利肠垢，或下利清黄水，色纯青，心下硬，其中有燥屎也，攻之。否则，虽不大便，亦未可攻，但清之润之而已。

合病、并病

合、并病者，伤寒传经之别名也。或两经同病，或三经同病，名曰合病。若一经病未已，复连及一经，名曰并病。伤寒书云：三阳有合病，有并病，三阴无合病，无并病。果尔，则太阴必不与少阴同病乎？少阴必不与厥阴同病乎？且太阴病未瘥，必不至并于少阴？少阴病未瘥，必不至并于厥阴乎？若然，则三阴之证，何以相兼而并见乎？又何以三阳三阴之邪，互相交错而为病乎？是知合病、并病，有合于阳者，即有合于阴者，有并于阳者，即有并于阴者。仲景谓：三阳合病，闭目则汗，面垢，谵语，遗尿，治用白虎汤。此外合三阳之经，内合阳明之腑，故用辛凉和解之。若不入腑，白虎将焉用乎？治法不论三阳三阴，凡两经合病，则用两经药同治之；三经合病，则用三经药同治之。若一经病未瘥，复并一经，则相其先后、缓急、轻重而药之，斯无弊耳。然则合、并病者，岂非伤寒传经之别名欤？

直中三阴诸证

直中者，初起不由阳经传入，而径中三阴者也。中太阴，宜用理中汤。中少阴，宜用四逆汤。中厥阴，宜用白通加猪胆汁汤。大抵脏受寒侵，不温则殆，急投辛热，不可迟缓。

附子理中汤

治寒邪中于太阴，呕吐清涎沫，腹中冷痛，或下利清谷，吐蛔虫，脉来沉细，急宜温之。

干姜　附子　炙甘草各一钱　人参二钱　白术二钱

水煎服。寒甚者，加干姜二钱。渴欲得水，加人参、白术各一钱。当脐有动气，去白术加肉桂一钱。吐多者，加生姜一钱五分。下利多者，倍加白术。悸者，加茯苓一钱五分。腹满者，去参、术，加陈皮、半夏、砂仁各八分，附子一钱五分。盖温即是补。

四逆汤

治少阴中寒，手足厥冷，下利清谷，脉沉细，但欲寐。

附子五钱　干姜五钱　甘草炙，二钱

水煎服。如面赤，加葱白二茎。腹痛，加白芍药二钱（酒炒）。呕者，加生姜二钱。咽痛，加桔梗一钱。利止脉不出，加人参二钱。小便不利，身重疼痛，或咳，此为有水气，去干姜，加白术、茯苓二钱五分，生姜三片。

白通加猪胆汁汤

治厥阴中寒，阴盛隔阳，热药相拒不入，故加寒味，以立从治之法。

附子五钱　干姜五钱　葱白二茎　人尿半杯　猪胆汁五茶匙

水煎服。虚者，加人参三钱。

理中安蛔散

人参三钱　白术　白茯苓　干姜各一钱五分　川椒十粒　乌梅二个

上作一服，水二钟，煎七分服。凡治蛔，不可用甘草及甜物。盖蛔得甘则动、得苦则安、得酸则静故也。如未止，加黄连、黄柏各三分，川椒倍之。若足冷，加附子五七分，甚者倍之。

腹中冷痛

问曰：腹中冷痛，何以属直中寒证？答曰：寒气内攻，腹中骤然暴痛，手足口鼻俱冷，或腹中寒冷，欲得热物熨之，不比传经腹痛，由渐而至也。且寒痛绵绵不止，热痛时作时止也。

呕吐清涎沫

问曰：呕吐清涎沫，何以是直中寒证？答曰：胃腑寒热之气，必见于涎沫。《经》曰：诸水浑浊，皆属于热；诸病水液，澄彻清冷，皆属于寒。今见呕吐清涎沫，故知为直中寒证。

下利清谷

问曰：下利清谷，何以是直中寒证？答曰：寒邪内侵，真阳衰少，无以运行三焦，腐化水谷。《经》曰：食下即化，腐臭而出，是有火也；食下不化，完谷而出，是有寒也。又曰：天寒则水清，天热则水浊。今见下利清谷，即是直中寒证；若传经热证，则下利肠垢，而不下利清谷矣。

又问：书云：邪热不杀谷，何谓也？答曰：邪热不杀谷者，乃火性急速，不及变化而出，然必杂于肠垢之中，不比直中寒邪，谷和清水，形如鸭溏也。

但欲寐

问曰：但欲寐，何以是直中寒证？答曰：寒邪属阴，阴主静，静则多眠。若传经热证，则属阳，阳主动，则令人烦躁不眠也。

又问曰：表证多眠者，何也？答曰：表证多眠，是寒邪外束，阳气不舒，必见头痛、发热诸症。若直中多眠，则见下利清谷、手足厥冷诸症，与表邪自是不同。至于传经里证，则心烦恶热，揭去衣被，甚则谵语发狂，安得多眠？

又问曰：热证亦有昏昏而睡者，何也？答曰：此热邪传入心胞，令人神昏不语，或睡中独语一二句，与之以水则咽，不与则不思，此乃热甚神昏，非欲寐也。又风温证，风热相搏，亦令神气昏愦，其证鼻鼾，语言难出，与直中寒邪，厥逆清谷诸证，迥然大异矣。

蜷卧

问曰：蜷卧何以是直中寒证？答曰：热则手足舒

伸，寒则手足敛束，譬如春夏则万物发舒，秋冬则万物收藏，此定理也。

又问曰：表证亦蜷卧，何也？答曰：表证有蜷卧者，表受寒侵，经络因而敛束，法当温散。至于直中蜷卧，必有厥逆、清谷诸症相兼，须温中为主也。

又问曰：热证亦蜷卧，何也？答曰：此热邪消烁津液，不能荣养于筋，致有挛急之象，乃肝脏将绝，名曰搐搦，不得与蜷卧同语矣。

四肢厥冷

问曰：四肢厥冷何以是直中寒证？答曰：四肢为阳，寒邪属阴，今中寒邪，则阳衰不能温其四肢，故厥冷。其甚者，过乎肘膝。肘膝为人之四关，今冷过之，则阴寒极矣，宜大温之。

又问曰：阳证亦厥逆，何也？答曰：此物极则反，热极而反见厥也。别之，凡病初起即厥者，寒厥也。初起发热，日久变厥者，热厥也。且热厥必烦躁口渴，恶热，小便短赤，大便或闭，或下利肠垢，脉必沉实有力。寒厥则不渴，必恶寒身痛，小便清长，或下利清谷，脉必沉细无力。安危之机，祸如反掌，不可不辨。

身痛如被杖

问曰：身痛如被杖，何以是直中寒证？答曰：寒邪客于人，则身痛，痛如被杖，寒之极甚者也。

又问曰：表证亦身痛，何也？答曰：表证身痛，痛如绳缚也。里证身痛，痛如被杖也。虽有表里之殊，而为寒则一也，宜急温之。表寒则温散，里寒则温中，寒气散，痛自除矣。

囊缩

问曰：囊缩何以是直中寒证？答曰：热主舒，寒主敛，定理也。春夏则万物发舒，秋冬则万物敛藏，即此观之，可见囊缩为寒矣。

又问曰：《指掌》用承气治囊缩，何也？答曰：此传经厥阴证也。伤寒传至厥阴，六经已尽，厥阴者肝也，肝主周身之筋，又厥阴之脉络阴器，因热邪烁其津液，筋脉不荣，故舌卷而囊缩。其证必口渴烦满，唇焦舌燥，与直中阴寒之证迥然不同尔。

舌黑而润

问曰：舌黑而润，何以是直中寒证？答曰：黑者，北方水色也，黑而且润，则知其为寒证矣。若传经热邪，舌苔先黄而后黑，必干燥而无津液，此火极似水之象，譬如燔柴变炭之意，乃热甚也。若舌黑而润，津液如常，乃寒气乘心，北方水之色见也，宜急温之。故曰舌黑而润为直中寒证也。

脉沉细无力

问曰：脉沉细无力，何以是直中寒证？答曰：脉者，阳气主之也，气盛则脉旺，气弱则脉细。今脉沉细无力，则为中寒无疑矣。

又问曰：《经》云诸紧为寒。何也？答曰：紧者，脉如引绳转索，有风起水涌之象，北方刚劲之气也，与数脉不同。数以至数名，紧以形象论也。《经》云：诸紧为寒。寒之诊不一，紧为寒，沉细无力亦为寒；迟为寒，又脉洪大搏指，按之空虚者，亦为寒。譬如数则为热，洪大为热，沉实有力为热，脉涩滞郁而不通者，亦为热。全在以证互相参考，时而舍脉从证，时而舍证从脉，活活泼泼，不胶己见，其于诊法庶矣乎！

吐　蛔

问曰：吐蛔何以是直中寒证？答曰：病人胃寒食少，蛔泛上膈，闻食臭而出，故吐蛔也。宜用理中安蛔散以温之，不可轻用凉药。

又问曰：阳证亦有吐蛔者，何也？答曰：病久胃空，既无谷气，蛔上膈求食，至咽而出，须看兼证如何。若阳黄发斑，口疮咽燥，大渴消水，或用清剂可以收功。然而寒证吐蛔者多，热证吐蛔者少，最宜斟酌。

两　感

两感者，表里双传也，一日太阳与少阴同病，二日阳明与太阴同病，三日少阳与厥阴同病。如在太阳，则发热头痛；在少阴，则咽干口燥。在阳明，则目痛鼻干；在太阴，则腹痛自利。在少阳，则耳聋胁痛；在厥阴，则烦满囊缩。表里并传，为祸最速，此论传经之两感也。

又如仲景所谓“少阴证，反发热，用麻黄附子细辛汤”者，此论直中之两感也。传经两感，以解表为主，而清里佐之。直中两感，以温中为主，而发表次之。此治两感之大法也。

或问曰：太阳初得病，尚未传经，何以即有少阴热证也？答曰：此温热之候多有之，本有积热在内，而外为风寒鼓之，故表里并见，阴阳双传也，其病至暴，倘治失其宜，去生远矣。

伤寒兼证

伤寒兼证者，非传经六经之正病，亦非直中三阴之正病，而实为伤寒所恒有之证，故皆以兼证名之。其间有见于手经者，有因误治而变证者，有病中调摄失宜而变证者，有病气相传染而变证者。临证之工，按法取之，曲尽其情，则伤寒无余蕴矣。

咳　嗽

咳嗽者，肺寒也。《经》云“形寒饮冷则伤肺”是也。肺主皮毛，寒邪侵于皮毛，连及于肺，故令人咳。宜用止嗽散加荆芥、防风、紫苏子主之。

或问曰：少阳证与直中证、水气证，皆令人咳嗽，何也？答曰：少阳证兼咳嗽者，以其肺有寒也，仲景用小柴胡去参、枣加干姜者，所以温肺散寒也。直中证兼咳嗽者，以寒水上射于肺也，宜分表里水气治之。表有水气而发热，用小青龙汤发散以行水；里有水气而下利，则用本方去麻黄加荛花以攻之，轻则用小半夏加茯苓汤以疏之，俾水饮流通，而咳自止矣。以上三证，皆感寒水之气而咳，故谓咳为肺寒也。

又问曰：俗称热伤风咳嗽者，何也？答曰：热伤风者，如冬温之候，天应寒而反温，自人受之，则为头痛喉肿，咽干咳嗽之属，与正风寒之咳稍异。又或其人素有郁热，而外为风寒束之，热在内而寒在外，谚云“寒包火”是也。

又问曰：咳嗽有不兼风寒，而专属火者，何也？答曰：此杂证咳嗽也。或夏令暑热之火，或饮食辛辣之火，或脾肺气虚之火，或龙雷僭上之火，皆令咳嗽，各有兼证，与伤寒鼻塞声重、头痛、发热恶寒之状自是不同，并与热伤风之咳迥别。宜于本门求之，不得与伤寒同日语矣。

止嗽散

桔梗一钱五分　甘草炙，五分　白前一钱五分　橘红一钱　百部一钱五分　紫菀一钱五分

水煎服。风寒初起，加防风、荆芥、紫苏子。

小半夏加茯苓汤

半夏姜汁炒，三钱　茯苓三钱　甘草炙，一钱　生姜三片

水煎服。

咽　痛

咽痛有表里寒热之分，不可不辨也。风寒在表而兼咽痛者，此风火聚于肺也，宜用甘桔汤加荆芥、防风、薄荷、牛蒡之类以散之。少阴里证兼咽痛者，以少阴之脉循喉咙、挟舌本也，宜分寒热治之。凡传经少阴，口燥舌干而痛者，热也，甘桔汤主之，甚者加黄连、元

参、牛蒡之属。凡咽痛，以蒡子为主。直中少阴，肾气虚寒，逼其无根失守之火浮游于上，以致咽痛，必兼下利清谷、手足厥冷诸症，但温其中而痛自止，姜附汤加桔梗主之。夫同一少阴咽痛，而寒热之别相隔千里，不可不察。复有阴毒、阳毒咽痛者，治如少阴证。更有发汗过多，遂至汗多亡阳，内损津液，而成咽痛者，宜用参、芪、归、术调补元气，收敛汗液而痛自除。

凡咽痛，通用甘桔汤。在表者，加散药，在里者，分别寒热而加入温凉之剂。仲景立法精粹，学者宜致思焉。

甘桔汤见前少阴证。

伤寒吐血

伤寒吐血者，热迫血而上行也。然有表里之殊，如当汗失汗，以致邪蕴于经而吐血者，用麻黄汤散之，后人以加味参苏饮代之，其法至稳。

若邪气入里，酝酿成热，以致吐血者，宜用犀角地黄汤清之。若大便闭结，热邪上攻者，生地四物汤加大黄下之，釜底抽薪，则火气顿平，而釜中之水无腾沸之患矣。切忌寻常滋补药，姑息容奸，使邪气流连，反成败证。更有以热济热，而为动阴血者，详辨于后。

犀角地黄汤

犀角镑，一钱五分　生地黄四钱　牡丹皮　麦冬　白芍各一钱五分

水煎服。

衄

衄者，鼻中出血也。寒气初客于经，则血凝滞而不行，何得有衄？今见衄者，是寒邪将散，荣血周流，病当解也。古人谓血为红汗是也。然衄证亦有表里之殊，寒邪在经，头痛发热而衄者，表也，宜微汗之，加味香苏散主之。若邪气入里，燥渴烦心而成衄者，宜急清之，犀角地黄汤主之。

或问曰：动阴血与鼻衄，何以别之？答曰：动阴血者，乃传经里证，热极而反发厥，医家误认为寒，投以干姜、附子，以火济火，迫血妄行，或从耳、目、口、鼻涌出，名曰动阴血，又谓下厥上竭，为难治，与鼻衄证天渊相隔矣。

便脓血

便脓血者，热迫血而下行也。此传经热邪所致也，法当清之，若瘀血凝聚，少腹痛，拒按，小便自利者，下之。然亦有阴寒为病，下利脓血者，此下焦虚寒，肠胃不固，譬如天寒地冻，水凝成冰，非温剂不化，附子理中汤加归、芍主之。斯二者，一为血热，一为血寒，临证时不可不辨。

蓄血

蓄血者，瘀血蓄于下焦也。仲景云：太阳证不解，热结膀胱，其人如狂，血自下，下者愈。其外不解者，尚未可攻，当先解外，外解已，但少腹急结者，乃可攻之，宜桃核承气汤。此表证甫除，瘀积始聚，为蓄血之轻者，故用前方。若表邪已尽，里热既深，乃蓄血之重者，则用抵当汤攻之。但蓄血证，与溺涩、燥粪证相似而不同，宜分别施治。凡伤寒少腹胀满，按之不痛，小便不利者，为溺涩也。若按之绕脐硬痛，小便短涩，大便不通者，此有燥屎也。若按之少腹硬痛，小便自利，或大便黑色，喜忘，如狂者，为蓄血也。此辨证之大法也。

桃核承气汤

桃仁十个　大黄二钱五分　芒硝一钱五分　甘草一钱　桂枝五分

水煎服。

抵当汤

水蛭　虻虫各十枚，去翅　桃仁十枚　大黄五钱

水煎服。

动阴血

动阴血，伤寒传经热证，渐至手足厥冷，是为热极而反见厥，所谓“热深厥亦深，热微厥亦微”是也。医者不识，误投热药，以火济火，迫血妄行，其血或从耳目，或从口鼻，一拥而出，名曰动阴血，又名下厥上竭，为难治。大抵伤寒初起，即发厥者，寒厥也。初起发热燥渴，渐次而厥者，热厥也。寒厥者，必下利清谷，口鼻气冷，口舌常润，脉沉迟。热厥者，必便闭谵语，或下利肠垢，口渴唇焦，或舌黑而燥，脉滑数。寒热之际，朗然明白，则无动阴血之祸矣。

鼻鼾、鼻鸣

鼻鼾者，鼻中发声，如鼾睡也，此为风热壅闭。鼻鸣者，鼻气不清，言响如从瓮中出也，多属风寒壅塞。须按兼证治之。

不能言及语言难出

不能言及语言难出者，有表里之分。其一太阳证，发汗已，身犹灼热者，名曰风温。其脉尺寸俱浮，自汗身重，多眠，鼻息鼾，语言难出，此表邪蕴其内热也，治用萎蕤汤去麻黄加秦艽主之。其一少阴病，咽中伤，生疮，不能言，古方治以苦酒汤。然苦酒汤，恐传写之讹，宜用甘桔汤加蒡子、薄荷、元参、白前之属以清之。复有风寒客于肺中，声哑不能言者，当用半夏、生姜、荆、防等辛温以散之。更有中寒之证，口鼻气冷，口噤难言者，当用温热之剂。大抵唇焦齿燥，舌干口渴者，热也。唇清口和，口鼻气冷者，寒也。伤寒辨证，莫先于此，学者宜致思焉。

萎蕤汤

萎蕤　石膏　干葛各一钱　羌活　杏仁　甘草　川芎各六分　防风七分，用此以代麻黄为稳当　青木香五分

水煎服。

温　疟

伤寒邪热未除，复感风邪，变为温疟。温疟之状，寒热依时而作，大抵热多寒少，或先热后寒，每致神昏

谵语，与时行正疟不同。治用小柴胡汤去半夏，加黄连、知母、贝母以清之。然温疟寒热以时，又与少阳病寒热往来无定时者自是不同。

身重难转侧

身重大都属寒，然亦有热者。《经》曰：风温相搏，骨节烦疼，不能自转侧，不呕不渴，脉虚浮而涩者，桂枝附子汤主之。此表寒也。《经》曰：少阴病，腹痛，四肢沉重疼痛，下利者，治以真武汤。此里寒也。《经》曰：发汗已，身犹灼热，名曰风温，其证脉浮汗出，身重多眠，鼻息鼾，治以萎蕤汤。此表寒束其里热也。《经》曰：三阳合病，腹满，身重，口不仁，面垢，谵语，遗尿，自汗出，白虎汤主之。此表里皆热也。又阴阳易病，身重少气，少腹里急，气上冲胸，眼中生花，宜用附子理中汤主之。此里虚且寒也。

真武汤见筋惕肉瞤。

发 黄

湿热俱盛，则发身黄，伤寒至于发黄，为病亦甚矣。热而兼湿，如盦曲相似，日久则变为黄也。然不特湿热发黄，而寒湿亦令人发黄。但寒湿之黄，身如熏黄，色暗而不明。湿热之黄，黄如橘色，出染着衣，正如黄柏也。又如瘀血发黄，亦湿热所致，瘀血与积热熏蒸，故见黄色也，去瘀生新，而黄自退矣。

栀子柏皮汤

伤寒发热，头汗出，小便不利，渴饮水浆者，此郁热在里，必发黄。宜此汤主之。

栀子三钱　甘草炙，一钱　大黄二钱

水煎服。

茵陈蒿汤

身黄如橘子色，腹满便闭者，可下。

茵陈三钱　栀子二钱　大黄二钱

水煎服。小便当如皂角汁，一宿而腹减，黄从小便去也。

茵陈五苓散

阴黄之证，身冷，脉沉细，乃太阴经中寒湿，身如熏黄，不若阳黄之明如橘子色也。当问其小便利与不利，小便不利，宜本方；小便自利，茵陈术附汤主之。

茵陈　白术　茯苓各一钱五分　猪苓　泽泻各七分　薄桂五分

水煎服。

茵陈术附汤

茵陈一钱　白术二钱　附子五分　干姜五分　甘草炙，一钱　肉桂三分，去皮

水煎服。

痉

痉者，项背强、头动摇、口噤、背反张是也。此太阳伤风，复感寒湿所致。其有汗恶风为柔痉，无汗恶寒为刚痉。加减小续命汤主之。然痉病有三阳经络之殊，有胃腑实热所致，有三阴中寒所发，有内伤气血虚弱而发，不可不辨。假如头摇，口噤，背反张者，太阳痉

也。头低视下，手足牵引，肘膝相构，阳明痉也。若眼目斜视，一手一足搐搦者，少阳痉也。又如口噤胸满，卧不着席，脚挛急，大便闭结不通，必龂齿，此阳明胃腑实热所致，宜用三乙承气汤下之。又如发热，脉沉细，手足厥冷，冷汗自出者，为阴痉，风寒中于脏也，附子理中汤加防风、肉桂主之。

然亦有内伤发痉者，病人肝血不足，血燥生风，目斜手搐，逍遥散加人参、桑寄生主之，《经》云“诸风掉眩，皆属于肝”是也。若脾虚木旺，反伤脾土，用五味异功散加柴胡、芍药、木香、钩藤之属。脾气郁结，用加味归脾汤。若大病后，或产后，气血大虚，用十全大补汤加钩藤、桑寄生，如不应，急加附子，此治痉病之大法也。

加减小续命汤

麻黄去节　人参　黄芩　芍药　甘草　川芎　杏仁　防己各一钱　肉桂五分　防风一钱五分　附子三分

水煎服。此证若兼阳明，须加葛根、升麻。此证若兼少阳，另用小柴胡加桂枝、钩藤。

三乙承气汤

大黄二钱　枳实一钱　厚朴八分　甘草一钱　元明粉一钱五分

水煎服。

斑　疹

凡发斑有四证，一曰伤寒，二曰温毒，三曰时气，四曰阴证。

伤寒发斑者，盖因当汗不汗，当下不下，或妄投热药，以致热毒蕴结，发为斑疹。《千金方》云：红赤者胃热，紫赤者热甚，紫黑者胃烂也。凡斑既出，须得脉洪大有力、身温、足暖为顺。若脉沉小、足冷、元气弱者，为逆候也。凡治斑证，不宜发汗，汗之则增斑烂。又不宜早下，下早则斑毒内陷。若脉洪数，热甚烦渴者，用三黄解毒汤或犀角大青汤以清之。若脉弱者，加人参主之。倘昏闷、谵语、大便四五日不通，以调胃承气汤微利之。如未可下，即用前犀角大青汤加梨汁、蜜、糖以润之。大抵解胃热、胃烂之毒，必以黄连、大青、犀角、元参、升麻、真青黛、石膏、知母、黄芩、山栀、黄柏之类。要在审察病情，合宜而用之。

温毒发斑者，冬应寒而反温，或冬令感寒，春夏之交发为温热之病，热毒蕴蓄，发为斑也。犀角大青汤主之。

时气发斑者，天时不正之气也，人感之或憎寒壮热，发为斑疹。凡大红点，发于皮肤之上者，谓之斑。小红点，行于皮肤之中者，谓之疹。盖疹轻而斑重也。疹发于肺，宜用升麻葛根汤加大力子以散之。斑出于胃，犀角大青汤以清之。若时气传染，中无实热，加味逍遥散去白术，加元参、生地以解之。

阴证发斑者，寒伏于下，逼其无根失守之火聚于胸中，上熏于肺，致发斑点，如蚊蚤咬痕，此非斑也，与调中温胃之剂，其点自退，理中汤主之。

三黄解毒汤

黄连二钱　黄芩　黄柏　黑山栀各一钱五分

水煎服。

犀角大青汤

治斑出已盛，心烦大热，错语呻吟，不得眠，或咽痛不利。

犀角屑　大青　元参　甘草　升麻　黄连　黄芩　黄柏　黑山栀各一钱五分

水煎服。口渴加石膏。虚者加人参。

结胸、痞气

《经》云：病发于阳而反下之，热入因作结胸；病发于阴而反下之，因作痞。阳，三阳也。阴，三阴也。伤寒邪在三阳，固不可下，下之则为结胸之恶候。即邪已入三阴，而未结聚成实，犹宜清解之，若下之太早，尚不免于痞气。结胸证重，痞气较轻也。大抵从胸至腹，硬满而痛，手不可近者，为结胸。胸前痞满不舒者，为痞气。结胸证，先用小陷胸汤，如或结实难解，更用大陷胸汤攻之。痞气证，半夏泻心汤主之。

又有水结胸证，水饮停蓄也，小半夏加茯苓汤主之。复有寒实结胸证，乃寒气结聚不应误下而成，须用白散治之。

凡一切结胸、痞气等证，服药不效者，乃浊气结而未散，《活人》俱用枳实理中丸，应手而愈。

小陷胸汤

本太阳证，为医误下，从心下至少腹硬满而痛，手不可近者，为结胸，应服大陷胸汤。若不按不痛者，为小结胸，应服本方。然用药之道，宜先缓后急，有如探试之法。

半夏汤泡，二钱　黄连一钱五分　栝蒌实大者一枚，杵细

上三味，以水六盅，先煮栝蒌，减半，去渣，纳诸药，煮取二钟，温服。按：此方加枳实一钱五分更效。

大陷胸汤

结胸证，服前药不效，须用此方。

大黄六钱，去皮生用　芒硝四钱　甘遂二分五厘，为末

上三味，以水六钟，先煮大黄，减半，去渣，纳芒硝，煮二三沸，和甘遂末，温服，得快利，止后服。

半夏泻心汤

伤寒传入三阴，而未结聚成实，医早下之，以致胸中痞闷不舒者，为痞气。宜用此方。

半夏洗　黄芩　干姜各一钱五分　人参　甘草炙，各五分　黄连一钱　大枣二个，去核

水煎服。本方加枳实五七分为妙。

白散

治寒实结胸，无热证者。此寒痰积食结于胸中，故用此方，亦救急之良法。

桔梗　贝母各三钱　巴豆一分，去皮心，熬黑，研如脂

上三味为末，纳巴豆，更于臼中杵之，以白饮和匀，分二服。病在膈上必吐，在膈下必利。如不利，进热粥一杯。若利不止，进冷粥一杯即止。

枳实理中丸

枳实面炒，一两五钱　茯苓　白术各二两，陈土炒　甘草炙，七钱五分　人参五钱　干姜炮，四钱

上为末，米饮糊丸，如绿豆大。每服三钱，开水下。日二三服，以瘥为度。

脏　结

病人素有宿积，连于脐旁，更加新邪，痛引阴筋。此邪气结实之候，为难治。

振 战 栗

振者，耸动也；战者，战摇也；栗者，心跳也。虚证多有之，而邪正交争，亦发战栗也，须按兼证治之。

筋 惕 肉 瞤

《经》云：阳气者，精则养神，柔则养筋。发汗多，津液枯少，阳气大虚，筋肉失养，故惕惕而跳，瞤瞤然而动也。急宜温经益阳。真武汤主之。

真武汤

治伤寒发汗后，筋惕肉瞤，并治中寒下利，里有水气而发咳，或呕吐腹痛。

茯苓三钱　白芍酒炒，三钱　白术二钱　生姜二钱　附子炮，一钱五分

水煎服。若咳者，加五味子十粒，干姜一钱五分。若小便利，去茯苓。若下利，去芍药。若呕者，去附子，加生姜一倍。

叉 手 冒 心

发汗过多，叉手自冒心，心下悸，欲得按者，桂枝

甘草汤主之。

惊 悸

惊悸，心忪也，惕惕然跳动也。有气虚者，有汗下过多损津液者，有水气者，当按兼证施治可也。

小便不利

小便不利，有数种。因汗下而小便不利者，津液不足也。黄疸热病，小便不利者，郁热内蓄也。风湿相搏，与夫阳明中风而小便不利者，寒气所乘也。更有气虚而小便不利者，宜详辨之。

遗 溺

伤寒遗溺，乃危急之候。下焦虚寒，不能摄水，多致遗溺，理中、四逆辈主之。然三阳合病，每兼此证，有用白虎汤者，此热甚而阴挺失职也。大抵热盛神昏者可治，虚寒逆冷为难治也。若杂证遗溺，多属气虚，参、芪、归、术主之。

呃 逆

呃逆，即噎也，气自脐下直冲胸也。或谓咳逆即呃逆，非也。咳逆为咳嗽，与呃逆有何干涉？大法伤寒当下失下，胃火上冲而呃者，其证燥渴内热，大便闭结，大柴胡汤下之。便不结，泻心汤主之。三阴中寒，胃气欲绝而呃者，其证厥冷恶寒，下利清谷，附子理中汤合丁香散温之，呃止则吉，不止则凶也。

扁鹊丁香散

丁香五个　柿蒂五个　甘草炙，五分　干姜一钱

为末，沸汤点服为妙。

懊　侬

懊侬，侬即恼字，古通用。心中郁郁不舒，比之烦闷有甚者。由表邪未尽，乘虚内陷，结伏于心胸之间也，栀子豉汤吐之。

栀子豉汤

栀子三钱　香豉五钱

水煎服，服后随手探吐之。若加枳实，名枳实栀子豉汤，治前证并伤饮食。

郁　冒

郁冒，昏冒而神不清，俗谓昏愦是也。《经》云：诸虚乘寒者则为厥。郁冒不仁，此寒气上逆也。法当温补。

又阳明证，小便不利，大便乍难乍易，时有微热，喘冒不得卧，有燥屎也。法当下之。

又伤寒传至五六日间，渐变神昏不语，形貌如醉，或睡中独语一二句，与之以水则咽，不与则不思。医者不识，投以承气则误矣。盖不知此热传手厥阴心胞络经也。与食则咽，邪不在胃也，不与则不思，神昏故也。邪热既不在胃，而在心胞，宜用导赤散合黄连解毒汤以清之。

导赤散

木通一钱五分　生地三钱　赤茯苓二钱　灯心二十节
水煎服。

奔　豚

气从少腹上冲心而痛，如江豚之上窜，此下焦阴冷之气，宜用姜附汤加肉桂、吴萸肉、茯苓主之。或以橘核、小茴、川楝子佐之，尤效。

身热恶寒、身寒恶热

病人身大热，反欲得近衣者，热在皮肤，寒在骨髓也。身大寒，反不欲近衣者，寒在皮肤，热在骨髓也。

窃谓身热，反欲得近衣者，伤寒外感之属也。身寒，反不欲近衣者，热邪内郁之候也。然亦有欲得近衣而为内热者，火极似水也。亦有不欲近衣而为里寒者，水极似火也。是不可以不辨。

风温、湿温

伤寒发汗已，更感于风，身灼热者，名曰风温。风温为病，脉阴阳俱浮，自汗身重，多眠，鼻息鼾，语言难出，萎蕤汤主之。

湿温者,其人常伤于湿,因而中暑,名曰湿温,两胫逆冷,胸满,头目痛,妄言,多汗,其脉阳浮而阴小,切忌发汗,汗之名重暍,为难治。苍术白虎汤主之。

风 湿 相 搏

伤寒八九日，风湿相搏，身体烦疼，不能自转侧，不呕不渴，脉虚浮而涩者，桂枝附子汤主之。此证脉虚浮而涩，且不渴，故用此汤，若兼口渴者，则不可用也。

劳复、食复、女劳复

大病后，不宜劳动，若劳倦伤气，无力与精神者，名曰劳复。补中益气汤主之。

若饮食伤脾，名曰食复。宜调胃气，以消积食，枳实栀子豉汤主之。

若病后犯房事，以致病复，名曰女劳复。其证头重不举，目中生花，腰背疼痛，小腹里急绞痛，以人参三白汤主之。

人参三白汤

人参二钱　白术　白芍　白茯苓各一钱五分　甘草炙，五分　附子炮，一钱　枣二枚

水煎服。

阴　阳　易

男子病新瘥，与女子接，其病遂遗于女。女子病新瘥，与男子接，其病遂遗于男。名曰阴阳易。其证头重不举，目中生花，腰背疼痛，小腹里急绞痛，与女劳复证候相似。间有吐舌数寸者，为大危。人参三白汤主之。

狐　惑

狐惑，狐疑不决之状，内热生虫之候也。上唇有

疮，则虫蚀其肺，名曰惑。下唇有疮，则虫蚀其肛，名曰狐。雄黄丸主之。

雄黄丸

雄黄研　当归炒，各七钱五分　槟榔五钱　芦荟研　麝香研，各二钱五分

上捣研为末，煮面糊为丸，如桐子大。每服二十丸，粥饮下，日三服。

阳毒、阴毒

阳毒、阴毒，热之极，寒之甚，至极而无复加者也。阳毒则斑黄狂乱；阴毒则厥逆清谷，身痛如被杖。阴阳二毒，多有兼咽痛者，各宜按证投剂，大抵五日内可治，过此恐难为力。阳毒，栀子汤加人中黄主之。阴毒，四逆汤加葱白主之。

栀子汤

治阳毒。

升麻　黄芩　杏仁　石膏各二钱　栀子　赤芍　知母　大青各一钱　甘草五分　柴胡一钱五分　豆豉百粒

水煎服。加人中黄一钱尤效。

百合病

行住坐卧若有神灵，其人默默然意趣不乐，谓之百合病。用百合知母汤主之。

百合知母汤

百合一枚　知母二钱

水煎服。

坏　病

本太阳病，若发汗、若吐、若下、若温针，仍不解者，此为坏病，桂枝不中与也，知犯何逆，随证治之。按：逆者，治不如法也。随证治之者，见某证用某药以救之也。古方悉以羊肉汤主之，恐未尽然。

又《是斋》方，不论阴阳二证，或投药错误，致患人沉困垂危，七日后皆可服，传者云千不失一。用好人参一两，去芦，薄切，水一大升，于银石器内煎至一盏，坐新汲水内取冷，作一服。汗不自他出，只在鼻梁尖上涓涓如水，是其验也。余尝用之，屡效。

羊肉汤方

当归　白芍各一钱五分　牡蛎煅赤，一钱　生姜二钱　桂枝五分　龙骨煅赤，四分　黑附子炮，去皮脐，五分

上为末。羊肉二两，葱白二寸，以水二碗，熬减一半，以布滤绞去渣，温服。

热入血室

妇人伤寒，经水适来适断，邪气乘虚内陷于血海之中，以致昼则明了，夜则谵语，如见鬼状者，是为热入血室。治法无犯胃气及上二焦，必自愈。宜用小柴胡汤去半夏，加桃仁、红花、生地、丹皮之类主之。

阴躁似阳躁

阴极反发躁也。伤寒阳证发躁，必口渴便闭，下利肠垢，或谵言妄语，脉必沉实有力。若直中阴寒，不应

有躁，今反烦躁者，是物极则反，水极似火也。其证口燥渴，思得水而不能饮，欲坐卧泥水之中，脉必沉迟无力，名曰阴躁，宜用温剂，设或认为阳躁而清之，误之甚矣。

阳厥似阴厥

阳厥者，热极而反发厥也。直中寒邪，则手足厥冷。今传经热证而亦发厥者，乃物极则反，火极似水也。书云“热深厥亦深，热微厥亦微”是也。但寒厥初病即见，热厥则渐次而至，大不同尔。

肿

肿有三证，太阳风湿相搏，身微肿者，宜疏风祛湿。阳明风热，耳前后肿者，宜刺。大病瘥后，腰以下肿者，宜利小便。

除　中

伤寒六七日，脉迟，迟则为寒，医者不察，反以凉药彻其热，腹中应冷不能食，今反能食，名曰除中，言食下即除去也，为难治。试与索饼食之，得饼发热者，除中；不发热者，非除中也。

气上冲心

气上冲心，腹里气时时上冲也。伤寒传至厥阴，消渴，气上冲心，热证也。《经》云“诸逆冲上，皆属于火”是也。

病如桂枝证，头不痛，项不强，寸脉微浮，胸中痞硬，气上冲咽喉不得息者，此为胸有寒也。当吐之，宜瓜蒂散。按寒字当作痰。

瓜蒂散

瓜蒂炒黄　赤小豆等分

上研为细末。取一钱，同豉一撮，汤一碗，先渍之，须臾煎成稀糜，去滓取汁，和末药五分，温服。药下便卧，欲吐，且忍之，良久再吐。如不吐，复如前进一服，以手指探之即吐。如过时又不吐，饮热汤一升以助药力，吐讫，便可食。若服药过多者，饮清水解之。

诸方补遗

姜附汤　温中回阳。

干姜三钱　熟附子三钱

水煎服。

香薷饮见伤暑。

桂枝附子汤即桂枝汤加附子。见太阳经证。

藿香正气散见伤暑。

保和汤见心痛。

补中益气汤见类中。

二陈汤见中风。

槟榔散见脚气。

四物汤见虚劳。

泽兰汤见腰痛。

甘草附子汤　治风湿小便不利，大便反快。

甘草炙　熟附子各一钱　白术　桂枝各一钱五分

水煎温服。

麻黄附子细辛汤　温经发表。

麻黄　附子各一钱　细辛五分　生姜三片

水煎服。

八味汤见类中。

十枣汤　水停胁下，硬满而痛，不可忍，干呕，气短，自汗出，不恶寒。

芫花　甘遂　大戟等分为末

水一钟半，先煎大枣十枚，取八分，入药末三分，温服。若病不除，再服三分。

桂枝加芍药汤见太阳经证。

人参膏　用顶参六两，水五碗，煎取二碗；复渣用水二碗，煎取一碗；去渣，将三碗参汁合为一处，缓火煎熬，以箸尝尝搅之，候汁稠厚，即成膏矣。凡救虚危将脱之证，得此为善。

六味汤见类中。

当归补血汤　治血虚燥热，证象白虎。误服白虎者，不治。

黄芪八钱　当归二钱　大枣五枚

水煎服。

酸枣仁汤　治汗下后，虚烦不得眠。

枣仁炒透，一钱　甘草　知母　麦冬　茯苓各六分　干姜三分

水煎服。

小青龙汤　治表不解，有水气，干呕，发热而咳。

麻黄　桂枝　芍药各一钱　半夏一钱五分，姜汁炒

甘草炙　干姜　细辛各五分　五味子七粒

水煎服。

逍遥散见类中。

五味异功散　**归脾汤**　**十全大补汤**并见虚劳。

桂枝甘草汤即桂枝汤倍甘草。见太阳经证。

代抵当丸见淋证。

第三卷

中风门

中风者，真中风也。有中腑、中脏、中血脉之殊。中腑者，中在表也。外有六经之形证，与伤寒六经传变之证无异也。中太阳，用桂枝汤。中阳明，葛根汤加桂枝。中少阳，小柴胡汤加桂枝。其法悉具伤寒门，兹不赘。

中脏者，中在里也。其人眩仆昏冒，不醒人事，或痰声如曳锯，宜分脏腑寒热而治之。假如其人素挟虚寒，或暴中新寒，则风水相遭，寒冰彻骨，而风为寒风矣。假如其人素有积热，或郁火暴发，则风乘火势，火借风威，而风为热风矣。为热风，多见闭证，其证牙关紧急，两手握固。法当疏风开窍，先用搐鼻散吹之，次用牛黄丸灌之。若大便闭结，腹满胀闷，火热极盛者，以三化汤攻之。为寒风，多见脱证，其证手撒脾绝，眼合肝绝，口张心绝，声如鼾肺绝，遗尿肾绝，更有两目直视，摇头上窜，发直如妆，汗出如珠，皆脱绝之症。法当温补元气，急用大剂附子理中汤灌之。若痰涎壅盛，以三生饮加人参灌之。间亦有寒痰壅塞，介乎闭、脱之间，不便骤补者，用半夏、橘红各一两，浓煎至一杯，以生姜自然汁对冲，频频灌之，其人即苏，然后按其虚而调之。然予自揣生平，用附子理中治愈者甚多，其用牛黄丸治愈者亦恒有之，惟三化汤一方并未举用。此必天时、地土、人事之不同。然寒热之剂，屹然并立，古方具在，法不可泥。故两存之，以备参酌。

中血脉者，中在经络之中也。其证口眼歪斜，半身不遂是也。大秦艽汤主之。偏在左，倍用四物汤；偏在右，佐以四君子汤。左右俱病，佐以八珍汤，并虎骨胶丸。此治真中之大法也。

口噤、角弓反张

口噤、角弓反张，痉病也。但口噤而兼反张者，是已成痉也，小续命汤。口噤而不反张者，是未成痉也，大秦艽汤。其痉病俱见前伤寒兼证中，宜细加查核。

不　语

不语，有心、脾、肾三经之异，又有寒客于会厌，卒然无音者。大法，若因痰迷心窍，当清心火，牛黄丸、神仙解语丹。若因风痰聚于脾经，当导痰涎，二陈汤加竹沥、姜汁，并用解语丹。若因肾经虚火上炎，当壮水之主，六味汤加远志、石菖蒲。若因肾经虚寒厥逆，当益火之源，刘河间地黄饮子，或用虎骨胶丸加鹿茸。若风寒客于会厌，声音不扬者，用甘桔汤加疏散药。

遗　尿

遗尿谓之肾绝，多难救。然反目遗尿者，为肾绝。若不反目，但遗尿者，多属气虚，重用参、芪等药补之则愈。

桂枝汤　葛根汤　小柴胡汤俱见伤寒。

搐鼻散　治一切中风证不醒人事。用此吹鼻中，有嚏者生，无嚏者难治。

细辛去叶　皂角去皮弦，各一两　半夏生用，五钱

为极细末，磁瓶收贮，勿泄气。临用吹一二分入鼻孔中取嚏。

牛黄丸　治中风痰火闭结，或瘈疭瘫痪，语言謇涩，恍惚眩晕，精神昏愦，不省人事，或喘嗽痰壅，烦心等症。

牛黄六钱　麝香　龙脑以上三味另研　羚羊角　当归酒洗　防风　黄芩　柴胡　白术　麦冬去心　白芍各七钱五分　桔梗　白茯苓　杏仁去皮尖　川芎　大豆黄卷　阿胶各八钱五分　蒲黄　人参去芦　神曲各一两二钱五分　雄黄另研，四钱　甘草二两五钱　白蔹　肉桂去皮　干姜各三钱七分　犀角镑，一两　干山药三两五钱　大枣五十枚，蒸烂，去皮核　金箔六百五十片，内存二百片为衣

为细末，炼蜜同枣膏为丸，每两作十丸，用金箔为衣。每服一丸，温水化下。

三化汤　治中风入脏，热势极盛，闭结不通，便溺阻隔不行，乃风火相搏而为热风者，本方主之。设内有

寒气，大便反硬，名曰阴结。阴结者，得和气暖日，寒冰自化，不可误用攻药，误即不复救。慎之！慎之！

厚朴姜汁炒　大黄酒蒸　枳实面炒　羌活各一钱五分

水煎服。

附子理中汤见中寒　治寒风中脏，阴冷极盛，脱证随见。此风水相遭而为寒风者，急服此药，犹可得生。夫病属脱证，设误用疏通开窍之药，如人既入井而又加之以石也，必须参附大剂饮之，方为合法。

三生饮　治寒风中脏，六脉沉细，痰壅喉响，不省人事，乃寒痰厥逆之候。

生南星　生乌头去皮尖　生附子各一钱五分　生姜五片　生木香五分

水煎服。

薛立斋云：三生饮，乃行经络治寒痰之良药，斩关夺旗之神剂。每服必用人参两许，驾驭而行，庶可驱外邪而补真气，否则不惟无益，适以取败。观先哲用芪附、术附、参附等汤，其义可见。

大秦艽汤　治风中经络，口眼歪斜，半身不遂，或语言謇涩，乃血弱不能养于筋，宜用养血疏风之剂。《经》云“治风先治血，血行风自灭”是也。

秦艽一钱五分　甘草炙　川芎　当归　芍药　生地　熟地自制　茯苓　羌活　独活　白术　防风　白芷　黄芩酒炒，各八分　细辛二分

水煎服。如或烦躁口渴，加石膏一钱五分。阴雨加生姜三片，春夏加知母八分。

窃谓本方，初时宜用，若日久，则以四物、四君为

主，而以风药佐之，庶收全功。

四物汤　四君子汤　八珍汤俱见虚劳。

虎骨胶丸见痹证。

小续命汤见伤寒发痉。

神仙解语丹

白附子炮　石菖蒲去毛　远志去心，甘草水泡，炒　天麻　全蝎去尾，甘草水洗　羌活　南星牛胆制多次更佳，各一两　木香五钱

上为末，面糊丸，龙眼大。每服一丸，薄荷汤下。

二陈汤

陈皮　茯苓　半夏姜汁炒　甘草炙，各一钱五分

姜一片，大枣二枚，水煎服。

六味汤见后类中门。

地黄饮子

熟地九蒸晒，二钱　巴戟去心　山萸肉去核　肉苁蓉酒浸，焙　石斛　附子炮　五味子杵，炒　白茯苓各一钱　石菖蒲去毛　桂心　麦冬去心　远志去心，甘草水泡炒，各五分

入薄荷少许，姜一片，枣二枚，水煎服。气虚加人参二钱。

甘桔汤见伤寒咽痛。

类　中　风

类中风者，谓火中、虚中、湿中、寒中、暑中、气中、食中、恶中也。共有八种，与真中相类而实不同也。然类中有与真中相兼者，须细察其形证而辨之。凡

真中之证，必连经络，多见歪斜偏废之候，与类中之专气致病者自是不同。然而风乘火势，邪乘虚入，寒风相搏，暑风相炫，饮食招风，种种变证，所在多有，务在详辨精细。果其为真中也，则用前驱风法；果其为类中也，则照本门施治；果其为真中、类中相兼也，则以两门医法合治之，斯无弊耳。兹举类中诸证，详列于下，俾学者触目洞然也。

一曰火中 火之自外来者，名曰贼，实火也。火之自内出者，名曰子，虚火也。中火之证，良由将息失宜，心火暴盛，肾水虚衰，不能制之，故卒然昏倒，不可作实火论。假如怒动肝火，逍遥散。心火郁结，牛黄清心丸。肺火壅遏，贝母瓜蒌散。思虑伤脾，加味归脾汤。肾火枯涸，虚火上炎者，六味地黄汤。若肾经阳虚，火不归原者，八味地黄汤、刘河间地黄饮子并主之。此治火中之法也。或问：火中而用桂附者何也？答曰：肾阳飞越，则丹田虚冷。其痰涎上壅者，水不归原也。面赤烦躁者，火不归原也。惟桂附八味能引火归原，火归水中则水能生木，木不生风而风自熄矣。

二曰虚中 凡人体质虚弱，过于作劳，损伤元气，以致痰壅气浮，卒然昏倒，宜用六君子汤主之。中气下陷者，补中益气汤主之。

三曰湿中 湿中者，即痰中也。凡人嗜食肥甘，或醇酒乳酪，则湿从内受。或山岚瘴气，久雨阴晦，或远行涉水，坐卧湿地，则湿从外受。湿生痰，痰生热，热生风，故卒然倒无知也。苍白二陈汤主之。

四曰寒中 凡人暴中于寒，卒然口鼻气冷，手足厥冷，或腹痛下利清谷，或身体强硬，口噤不语，四肢战摇，此寒邪直中于里也。宜用姜附汤或附子理中汤加桂主之。

五曰暑中　凡人务农于赤日，行旅于长途，暑气逼迫，卒然昏倒，自汗面垢，昏不知人，急用千金消暑丸灌之，其人立苏。此药有回生之功，一切暑药皆不及此，村落中各宜预备。灌醒后，以益元散清之，或以四味香薷饮去厚朴，加丹参、茯苓、黄连治之。虚者加人参。余详论伤暑门。

六曰气中　七情气结，或怒动肝气，以致气逆痰壅，牙关紧急，极与中风相似。但中风身热，中气身凉；中风脉浮，中气脉沉，且病有根由，必须细究。宜用木香调气散主之。

七曰食中　醉饱过度，或着恼怒，以致饮食填塞胸中，胃气不行，卒然昏倒。宜用橘红二两、生姜一两、炒盐一撮，煎汤灌而吐之。次用神术散和之。其最甚者，胸高满闷，闭而不通，或牙关紧急，厥晕不醒，但心头温者，即以独行丸攻之。药既下咽，其人或吐或泻，自应渐苏。若泻不止者，以冷粥汤饮之即止。

八曰恶中　登冢入庙，冷屋栖迟，以致邪气相侵，卒然错语妄言，或头面青黯，昏不知人。急用葱姜汤灌之，次以神术散调之，苏合丸亦佳。

加味逍遥散　治肝经郁火，胸胁胀痛，或作寒热。甚至肝木生风，眩晕振摇，或咬牙发痉，一目斜视，一手一足搐搦。此皆肝气不和之证，《经》云“木郁达之”是已。

柴胡　甘草　茯苓　白术　当归　白芍　丹皮　黑山栀各一钱　薄荷五分

水煎服。

牛黄清心丸见真中门。

贝母瓜蒌散

贝母二钱　瓜蒌仁一钱五分　胆南星五分　黄芩　橘红　黄连炒，各一钱　甘草　黑山栀各五分

水煎服。

加味归脾汤

黄芪一钱五分　人参　白术　茯神　当归　枣仁炒，各一钱　远志去心，泡　甘草炙，各七分　丹皮　黑山栀各八分

圆眼肉五枚，水煎服。

六味地黄汤　滋水制火，则无上盛下虚之患。

大熟地四钱　山萸肉去核　山药各二钱　丹皮　茯苓　泽泻各一钱五分

水煎服。本方加肉桂、熟附子各五分，名八味地黄汤。若为丸，十倍其药，炼蜜丸，如梧桐子大。

地黄饮子见真中。

六君子汤　理脾祛痰。

人参　茯苓　白术陈土炒　陈皮去白　甘草炙　半夏汤泡七次，各一钱

生姜五分，大枣二枚，水煎服。

补中益气汤　中气下陷，宜服此以升举之。

黄芪一钱五分　白术陈土炒　人参　当归　甘草炙，各一钱　柴胡　升麻各三分　陈皮五分

生姜一片，大枣二枚，水煎服。

苍白二陈汤见中风。即二陈汤加苍术、白术各一钱。

姜附汤见诸方补遗。

附子理中汤见真中。

千金消暑丸　治中暑昏闷不醒，并伏暑停食，呕吐泻利。一切暑药，皆不及此。

半夏醋煮，四两　茯苓　甘草各二两

共为细末，生姜自然汁糊丸，如绿豆大。每服五六十丸，开水下。若昏愦不醒，碾碎灌之。予用此药治中暑证，累效。有一老人，厥去半日，药下即苏，随以香薷饮去厚朴加丹参、茯苓与之，遂愈。因劝各村落中预备应用，以为救济之法。并嘱同道中预制此药，以广活人之术。

益元散　通利九窍，清暑热，除烦渴，为治暑之圣药。

甘草一两　滑石六两，白腻者，水飞过

上为末。每服三五钱，新汲水调服，或用灯心煎汤待冷调服。

四味香薷饮见伤暑。

木香调气散　平肝气，和胃气。

白蔻仁去壳，研　檀香　木香各一两　丁香三钱　香附五两　藿香四两　甘草炙　砂仁　陈皮各二两

上为细末。每服二钱，入盐少许，点服。

神术散　此药能治时行不正之气，发热头痛，伤食停饮，胸满腹痛，呕吐泻利，并能解秽驱邪，除山岚瘴气，鬼疟尸注，中食、中恶诸证，其效至速。予尝合此

普送，药到病除，罔不应验。

苍术陈土炒　陈皮　厚术姜汁炒，各二斤　甘草炙，十二两　藿香八两　砂仁四两

共为末。每服二三钱，开水调下。

独行丸　治中食至甚，胸高满闷，吐法不效，须用此药攻之。若昏晕不醒，四肢僵硬，但心头温者，抉齿灌之。

大黄酒炒　巴豆去壳、去油　干姜各一钱

研细，姜汁为丸，如黄豆大。每服五七丸，用姜汤化下。若服后泻不止者，用冷粥汤饮之即止。

苏合丸　治劳瘵骨蒸，疰忤心痛，霍乱吐利，时气鬼魅，瘴疟疫疠，瘀血月闭，痃癖疔肿，惊痫中风，中气痰厥，昏迷等证。

白术　青木香　犀角　香附炒去毛　朱砂水飞　诃黎勒煨，取皮　檀香　安息香酒熬膏　沉香　麝香　丁香　荜拨各二两　龙脑　熏陆香别研　苏合香各二两

上为细末，研药匀，用安息香膏并苏合香油，炼蜜和剂，丸如弹子大，以蜡匮固，绯绢当心带之，一切邪祟不敢近。

伤暑霍乱　搅肠痧

古称静而得之为中暑，动而得之为中热，暑阴而热阳也。不思暑字以日为首，正言热气之袭人耳。夏日烈烈，为太阳之亢气，人触之则生暑病。至于静而得之者，乃纳凉于深堂水阁，大扇风车，嗜食瓜果，致生寒疾。或头痛身痛，发热恶寒者，外感于寒也。或呕吐腹

痛，四肢厥冷者，直中于寒也。与暑证有何干涉？大抵暑证辨法，以自汗、口渴、烦心、溺赤、身热、脉虚为的。

然有伤暑、中暑、闭暑之不同。伤暑者，感之轻者也。其证烦热口渴，益元散主之。中暑者，感之重者也。其证汗大泄，昏闷不醒，或烦心，喘喝，妄言也。昏闷之际，以消暑丸灌之立醒。既醒，则验其暑气之轻重而清之，轻者益元散，重者白虎汤。闭暑者，内伏暑气而外为风寒闭之也。其头痛身痛，发热恶寒者，风寒也；口渴烦心者，暑也。四味香薷饮加荆芥、秦艽主之。

又有暑天受湿，呕吐泻利，发为霍乱，此停食伏饮所致，宜分寒热治之。热者，口必渴，黄连香藿饮主之。寒者，口不渴，藿香正气散主之。更有干霍乱证，欲吐不得吐，欲泻不得泻，搅肠大痛，变在须臾。古方以烧盐和阴阳水引而吐之，或以陈皮同煎吐之，或用多年陈香圆煎汤更佳。俗名搅肠痧、乌痧胀，皆此之类。此系秽气闭塞经隧，气滞血凝，脾土壅满，不能转输，失天地运行之常，则胀闭而危矣。是以治法宜速，切戒饮粥汤，食诸物，入口即败。慎之！慎之！

消暑丸　益元散见类中。

白虎汤见阳明腑病。

四味香薷饮　治风寒闭暑之证，头痛发热，烦心口渴，或呕吐泄泻，发为霍乱，或两足转筋。凡闭暑不能发越者，非香薷不可。香薷乃消暑之要药，而方书称为散剂，俗称为夏月之禁剂，夏既禁用，则当用于何时乎？此不经之说，致令良药受屈，殊可扼腕，故辩之。

香薷　扁豆　厚朴姜汁炒，各一钱五分　甘草炙，五分

水煎服。若兼风寒，本方加荆芥、秦艽、蔓荆子。若兼霍乱吐泻，烦心口渴，本方加黄连。若两足转筋，本方加木瓜、茯苓，木瓜治转筋之神剂。若风暑相搏，而发搐搦者，本方加羌活、钩藤。凡暑证不宜发汗，今用风药者，因其暑中挟风也。若暑湿相搏，名曰湿温，误汗则名重暍，多难治，宜用苍术白虎汤。时医不论暑湿，概行发散，伤生匪浅。

藿香正气散　治暑月贪凉饮冷，发为霍乱，腹痛吐泻，憎寒壮热。

藿香　砂仁　厚朴　茯苓　紫苏　陈皮各一钱　白术土炒　半夏　桔梗　白芷各七分　甘草炙，五分

生姜三片，水煎服。

清暑益气汤　预服此药，以防暑气。

黄芪一钱五分　白术一钱　人参　当归　陈皮　麦冬去心　炙甘草各五分　扁豆二钱　茯苓七分　升麻　柴胡　北五味各三分　神曲四分　黄柏　泽泻各二分

水煎服。

疫　疠

疫论已见首卷，分来路两条，去路三条，治五条，详且尽矣。大法，天行之气，从经络入，其证头痛发热，宜微散，香苏散散之。病气传染，从口鼻入，其证呕恶胸满，宜解秽，神术散和之。若两路之邪，归并于

里，腹胀满闷，谵语发狂，唇焦口渴者，治疫清凉散清之。便闭不通者，加大黄下之。其清凉散内，人中黄一味，乃退热之要药，解秽之灵丹，医家缺而不备，安能取效？复有虚人患疫，或病久变虚，或妄治变虚者，须用人参、白术、当归等药加入清凉药内，以扶助正气。如或病气渐退，正气大虚，更宜补益正气为主。夫发散、解秽、清中、攻下四法外，而以补法驾驭其间，此收效万全之策也。

予尝用麦冬、生地各一两，加人参二三钱，以救津液。又尝用人参汤送下加味枳术丸，以治虚人郁热、便闭之证，病气退而元气安。遂恃为囊中活法，谨告同志，各自存神。又有头面肿大，名曰大头瘟者；颈项粗肿，名曰蛤蟆瘟者，古方普济消毒饮并主之。但头肿之极，须用针砭，若医者不究其理，患者畏而不行，多致溃裂腐烂而难救。若颈肿之极，须用橘红淡盐汤吐去其痰，再用前方倍甘、桔主之。须宜早治，不可忽也。

香苏散见太阳证。

神术散见类中。

治疫清凉散

秦艽　赤芍　知母　贝母　连翘各一钱　荷叶七分　丹参五钱　柴胡一钱五分　人中黄二钱

水煎服。如伤食胸满，加麦芽、山楂、萝菔子、陈皮。胁下痞，加鳖甲、枳壳。昏愦谵语，加黄连。热甚大渴，能消水者，加石膏、天花粉、人参。便闭不通，腹中胀痛者，加大黄下之。虚人自汗多，倍加人参。津液枯少，更加麦冬、生地。若时行寒疫，不可轻用凉药，宜斟酌投剂。

普济消毒饮　**针砭法**并见头痛。

加味枳术丸见腹痛。

制人中黄法　用竹筒两头留节，刮去青皮，开一孔，将甘草装满，仍用木屑塞口，融松香封固，用绳扎定，于腊月初一日，投厕缸中，一月足，取起，用水濯洗，然后劈卅竹筒，将甘草晒干，收贮听用。

或问：香苏散、神术散，芳香药也；人中黄，有秽气者也，而皆以之解疫毒、消秽气，何也？不知邪客上焦，乃清虚之所，故用芳香以解之。邪客中下二焦，乃浊阴之所，疫毒至此，结而为秽，则非芳香所能解，必须以秽攻秽，而秽气始除，此人中黄之用，所以切当也。夫病有先后，有部位，有更变，而用药随之，方为活法。医家常须识此，不只治疫一端而已。

虚　劳

帝曰：阴虚生内热奈何？岐伯曰：有所劳倦，形气衰少，谷气不盛，上焦不行，下脘不通，胃气热，热气熏胸中，故内热。此言气虚之候也。东垣宗其说，发补中益气之论，卓立千古。朱丹溪从而广之，以为阳常有余，阴常不足，人之劳心好色，内损肾元者，多属真阴亏损，宜用六味汤加知母、黄柏，补其阴而火自降，此又以血虚为言也。后人论补气者，则宗东垣，论补血者，则宗丹溪。且曰：水为天一之元，土为万物之母，其说至为有理。然而阳虚易补，阴虚难疗。治虚损者，当就其阴血未枯之时而早补之。患虚损者，当就其真阴未槁之时而重养之，亦庶乎其可矣。凡虚劳之证，多见吐血、痰涌、发热、梦遗、经闭，以及肺痿、肺痈、咽痛、音哑、侧卧、传尸、鬼注诸疾，今照葛仙翁《十药神书》例，增损方法，胪列于下，以便观览。

甲字号方

止咳嗽为主。予见虚损之成，多由于吐血。吐血之因，多由于咳嗽。咳嗽之原，多起于风寒。仲景云：咳而喘息有音，甚则吐血者，用麻黄汤。东垣师其意，改用人参麻黄芍药汤。可见咳嗽吐红之证，多因于外感者，不可不察也。予治外感咳嗽，用止嗽散加荆、防、苏梗以散之。散后肺虚，即用五味异功散补脾土以生肺金。虚中挟邪，则用团鱼丸解之。虚损渐成，咳嗽不止，乃用紫菀散、月华丸清而补之。此治虚咳之要诀也。余详本门。

止嗽散见后咳嗽门。

五味异功散即四君子加陈皮。方见后。

团鱼丸　治久咳不止，恐成劳瘵。

贝母去心　知母　前胡　柴胡　杏仁去皮尖及双仁者，各四钱　大团鱼一个，重十二两以上者，去肠

上药与鱼同煮熟，取肉连汁食之。将药渣焙干为末，用鱼骨煮汁一盏，和药为丸，如桐子大。每服二十丸，麦冬汤下，日三服。

海藏紫菀散　润肺止嗽，并治肺痿。

人参五分　紫菀　知母蒸　贝母去心　桔梗　茯苓　真阿胶蛤粉炒成珠，各一钱　五味子　甘草炙，各三分

水煎服。

月华丸 滋阴降火，消痰祛瘀，止咳定喘，保肺平肝，消风热，杀尸虫，此阴虚发咳之圣药也。

天冬去心，蒸 麦冬去心，蒸 生地酒洗 熟地九蒸、晒 山药乳蒸 百部蒸 沙参蒸 川贝母去心，蒸 真阿胶各一两 茯苓乳蒸 獭肝 广三七各五钱

用白菊花二两（去蒂）、桑叶二两（经霜者）熬膏，将阿胶化入膏内，和药，稍加炼蜜为丸，如弹子大。每服一丸，噙化，日三服。

乙字号方

止吐血为主。凡血证，有阳乘阴者，有阴乘阳者。假如脉数内热，口舌干燥，或平素血虚火旺，加以醇酒炙煿之物，此乃热气腾沸，迫血妄行，名曰阳乘阴。法当清降，四生丸等主之。吐止后，则用六味地黄丸补之。又如脉息沉迟，口舌清润，平素体质虚寒，或兼受风冷之气，此谓天寒地冻，水凝成冰，名曰阴乘阳。法当温散，理中汤主之。凡治血证，不论阴阳，俱以照顾脾胃为收功良策。诚以脾胃者，吉凶之关也。书云：自上损下者，一损损于肺，二损损于肝，三损损于脾，过于脾，则不可治。自下损上者，一损损于肾，二损损于心，三损损于胃，过于胃，则不可治。所谓过于脾胃者，吐泻是也。古人有言：不问阴阳与冷热，先将脾胃与安和。丹溪云：凡血证，须用四君子之类以收功。其言深有至理，然而补脾养胃，不专在药，而在饮食之得宜。《难经》曰：损其脾者，调其饮食，适其寒温。诚以饮食之补，远胜于药耳。世之治损者，亦可恍然悟矣。

四生丸 治阳盛阴虚，热迫血而妄行，以致吐血、咯血、衄血，法当清降。

生地黄 生荷叶 生侧柏叶 生艾叶各等分

细切，同捣极烂为丸，如鸡子大。每服一丸，水煎，去渣服。吐甚者，用此丸煎汤，调下花蕊石散一二钱，尤佳。

花蕊石散 能化瘀血为水，而不动脏腑，真神药也。

花蕊石一斤 明硫黄四两

入瓦罐内，封口，铁线紧扎，盐泥包裹，晒干，硬炭围定，炼二炷香，细研，筛过。每服二三钱，童便、热酒调服。

生地黄汤

生地三钱 牛膝 丹皮 黑山栀各一钱 丹参 元参 麦冬 白芍各一钱五分 郁金 广三七 荷叶各七分

水煎，加陈墨汁、清童便各半杯，和服。

六味地黄丸见类中 滋益先天，生肾水，制虚火，乃医门要药，尤红证之灵丹也。

理中汤见中寒门 治阴盛阳虚，不能统血，以致阴血走散，法当温补。

四君子汤

人参 白术 茯苓 炙甘草各一钱

大枣二枚，生姜一片，水煎服。

丙字号方

治大吐血成升斗者。先用花蕊石散止之，随用独参汤补之，所谓血脱益气，阳生阴长之理，贫者以归脾汤代之。

独参汤

人参一两，去芦

水煎服。听其熟睡，切勿惊醒，则阴血复生矣。

归脾汤

白术　人参　当归　枣仁炒　白芍各一钱　黄芪一钱五分　远志去心，泡，七分　甘草炙，五分　圆眼肉五枚

水煎服。

丁字号方

治咳嗽吐红，渐成骨蒸劳热之证。如人胃强气盛，大便结，脉有力，此阳盛生热，法当清凉，清骨散主之。若胃虚脾弱，大便溏，脉虚细，此阴虚发热，法当养阴，逍遥散、四物汤主之。若气血两虚而发热者，八珍汤补之。若元气大虚，变证百出，难以名状，不问其脉，不论其病，但用人参养荣汤，诸证自退。《经》云：甘温能除大热。如或误用寒凉，反伐生气，多致不救。

清骨散

柴胡　白芍各一钱　秦艽七分　甘草五分　丹皮　地骨皮　青蒿　鳖甲各一钱二分　知母　黄芩　胡黄连各四分

水煎服。加童便尤妙。凡逍遥、四物、八珍方内，皆可加入。

逍遥散方见类中　治肝经血虚，烦躁，口渴，胸胁刺痛，头眩，心悸，颊赤，口苦，发热盗汗，食少嗜

卧。又治女人经水不调，脐腹胀痛，寒热如疟。并治室女经闭，痰嗽潮热，肌瘦劳热等症。

四物汤

大熟地自制　当归　白芍各一钱五分　川芎五分

水煎服。加丹皮、麦冬、玉竹、山药、茯苓，退虚热至效。

八珍汤　治气血虚，发热，潮热。

人参　白术　茯苓　甘草炙　熟地　当归　白芍各一钱　川芎五分

枣二枚，水煎服。

本方加黄芪、肉桂，名十全大补汤。加丹皮、黑山栀、柴胡，名加味八珍汤。

人参养荣汤

白芍炒，二钱　人参　黄芪蜜炙　当归　白术　熟地各一钱五　甘草炙　茯苓　远志去心泡，各七分　北五味　桂心　陈皮各四分

姜一片，枣二枚，水煎服。

戊字号方

治肺痿、肺痈。久咳不止，时吐白沫如米粥者，名曰肺痿。此火盛金伤，肺热而金化也，保和汤主之。咳嗽吐脓血，咳引胸中痛，此肺内生毒也，名曰肺痈。加味桔梗汤主之。

保和汤　治肺痿。

知母蒸，五分　贝母二钱　天冬去心　麦冬去心，各一钱　苡仁五钱　北五味十粒　甘草　桔梗　马兜铃

百合　阿胶蛤粉炒成珠，各八分　薄荷二分

水煎，入饴糖一匙，温服。虚者加人参。

加味桔梗汤　治肺痈。

桔梗去芦　白及　橘红　甜葶苈微炒，各八分　甘草节　贝母各一钱五分　苡仁　金银花各五钱

水煎服。初起，加荆芥、防风各一钱；溃后，加人参、黄芪各一钱。

己字号方

治咽痛、音哑、喉疮。夫劳证至此，乃真阴枯涸、虚阳上泛之危证，多属难起。宜用六味丸滋肾水，而以治标之法佐之可也。

百药煎散　治咽痛。

百药煎五钱　硼砂一钱五分　甘草二钱

为末。每服一钱，米饮调，食后细细咽之。

通音煎　治音哑。

白蜜一斤　川贝母一两，去心，为末　款冬花二两，去梗，为末　胡桃肉十二两，去衣，研烂

上四味和匀，饭上蒸熟，不拘时，开水点服。

柳华散　治喉疮，并口舌生疮、咽喉肿痛诸证。

真青黛　蒲黄炒　黄柏炒　人中白各一两　冰片三分　硼砂五钱

共为细末，吹喉极效。

庚字号方

治男子梦遗精滑。其梦而遗者，相火之强也。不梦

而遗者，心肾之衰也。宜分别之。

秘精丸 有相火，必生湿热，则水不清，不清则不固，故本方以理脾导湿为先，湿祛水清，而精自止矣。治浊之法亦然。

白术 山药 茯苓 茯神 莲子肉去心，蒸，各二两 芡实四两 莲花须 牡蛎各一两五钱 黄柏五钱 车前子三两

共为末，金樱膏为丸，如桐子大。每服七八十丸，开水下。气虚者，加人参一两。

十补丸 气旺则能摄精，时下体虚者众，服此累效。

黄芪 白术各二两 茯苓 山药各一两五钱 人参一两 大熟地三两 当归 白芍各一两 山萸肉 杜仲 续断各二两 枣仁二两 远志一两 北五味 龙骨 牡蛎各七钱五分

金樱膏为丸。每服四钱，开水下。

辛字号方

治女人经水不调，并治室女经闭成损。按：女人经水不调，乃气血不和，其病尤浅。室女经闭，则水源断绝，其病至深。夫所谓天癸者，癸生于子，天一所生之本也。所谓月经者，经常也，反常则灾病至矣。室女乃血气完足之人，尤不宜闭，闭则鬓发焦，咳嗽发热，诸病蜂起，势难为也。

泽兰汤 调经，通血脉，治经闭。

泽兰二钱 柏子仁 当归 白芍 熟地 牛膝 茺

蔚子各一钱五分

水煎服。

益母胜金丹

熟地　当归各四两　白芍酒炒，三两　川芎一两五钱　牛膝二两　白术　香附酒、醋、姜汁、盐水各炒一次　丹参　茺蔚子各四两

益母草一斤，酒水各半熬膏，和炼蜜为丸。每早开水下三钱，晚用清酒下二钱。经水后期而来，小腹冷痛，为寒，加肉桂五钱。经水先期妄行，自觉血热，加丹皮二两，酒炒条芩五钱。凡遇经水作痛，乃血凝气滞，加延胡索一两。

壬字号方

治传尸劳瘵，驱邪杀虫。劳证之有虫，如树之有蠹，去其蠹而后培其根，则树木生长。劳证不去虫，而徒恃补养，未见其受益者。古法具在，不可废也。

驱虫丸

明雄黄一两　芜荑　雷丸　鬼箭羽各五钱　獭肝一具　丹参一两五钱　麝香二分五厘

炼蜜丸，如桐子大。每食后开水下十丸，日三服。紫金丹亦效，或用真苏合香丸，治之尤佳。

癸字号方

补五脏虚损。凡病，邪之所凑，其气必虚，况由虚致病者乎？则补法为最要。《难经》云：损其肺者，益其气；损其心者，和其荣卫；损其脾者，调其饮食，适其

寒温；损其肝者，缓其中；损其肾者，益其精。按法主之。

补天大造丸 补五脏虚损。

人参二两 黄芪蜜炙 白术陈土蒸，各三两 当归酒蒸 枣仁去壳，炒 远志去心，甘草水泡，炒 白芍酒炒 山药乳蒸 茯苓乳蒸，各一两五钱 枸杞子酒蒸 大熟地九蒸晒，各四两 河车一具，甘草水洗 鹿角一斤，熬膏 龟版八两，与鹿角同熬膏

以龟、鹿胶和药，加炼蜜为丸。每早开水下四钱。阴虚内热甚者，加丹皮二两；阳虚内寒者，加肉桂五钱。

咳 嗽

咳嗽证，虚劳门已言之。而未详及外感诸病因，故再言之。肺体属金，譬若钟然，钟非叩不鸣。风、寒、暑、湿、燥、火，六淫之邪，自外击之则鸣，劳欲、情志、饮食、炙煿之火，自内攻之则亦鸣。医者不去其鸣钟之具，而日磨锉其钟，将钟损声嘶而鸣之者如故也，钟其能保乎？吾愿治咳者，作如是观。

大法，风寒初起，头痛鼻塞，发热恶寒而咳嗽者，用止嗽散，加荆芥、防风、苏叶、生姜以散邪。既散而咳不止，专用本方，调和肺气，或兼用人参胡桃汤以润之。若汗多食少，此脾虚也，用五味异功散加桔梗，补脾土以生肺金。若中寒入里而咳者，但温其中而咳自止。若暑气伤肺，口渴、烦心、溺赤者，其证最重，用止嗽散加黄连、黄芩、花粉以直折其火。若湿气生痰，

痰涎稠粘者，用止嗽散加半夏、茯苓、桑白皮、生姜、大枣以祛其湿。若燥气焚金，干咳无痰者，用止嗽散加瓜蒌、贝母、知母、柏子仁以润燥。此外感之治法也。

然外感之邪，初病在肺，肺咳不已，则移于五脏，脏咳不已，则移于六腑。须按《内经》十二经见证而加减如法，则治无不痊。《经》云：咳而喘息有音，甚则唾血者，属肺脏，此即风寒咳血也，止嗽散加荆芥、紫苏、赤芍、丹参。咳而两胁痛，不能转侧，属肝脏，前方加柴胡、枳壳、赤芍。咳而喉中如梗状，甚则咽肿喉痹，属心脏，前方倍桔梗，加蒡子。咳而右胁痛，阴引肩背，甚则不可以动，动则咳剧，属脾脏，前方加葛根、秦艽、郁金。咳而腰背痛，甚则咳涎者，属肾脏，前方加附子。咳而呕苦水者，属胆腑，前方加黄芩、半夏、生姜。咳而矢气者，属小肠腑，前方加芍药。咳而呕，呕甚则长虫出，属胃腑，前方去甘草，加乌梅，川椒、干姜，有热佐之以黄连。咳而遗屎，属大肠腑，前方加白术、赤石脂。咳而遗溺，属膀胱腑，前方加茯苓、半夏。久咳不止，三焦受之，其证腹满不食，令人多涕唾，面目浮肿，气逆，以止嗽散合五味异功散并用。投之对证，其效如神。

又以内伤论，前证若七情气结，郁火上冲者，用止嗽散加香附、贝母、柴胡、黑山栀。若肾经阴虚，水衰不能制火，内热，脉细数者，宜朝用地黄丸滋肾水，午用止嗽散去荆芥加知母、贝母以开火郁，仍佐以萎蕤胡桃汤。若客邪混合肺经，变生虚热者，更佐以团鱼丸。若病势深沉，变为虚损，或尸虫入肺，喉痒而咳者，更佐以月华丸。若内伤饮食，口干痞闷，五更咳甚者，乃食积之火，至此时流入肺经，用止嗽散加连翘、山楂、麦芽、菔子。若脾气虚弱，饮食不思，此气弱也，用五味异功散加桔梗。此内伤之治法也。

凡治咳嗽，贵在初起得法为善。《经》云：微寒微咳。咳嗽之因，属风寒者十居其九。故初治必须发散，而又不可以过散，不散则邪不去，过散则肺气必虚，皆令缠绵难愈。薛立斋云：肺有火，则风邪易入，治宜解表兼清肺火；肺气虚，则腠理不固，治宜解表兼补肺气。又云：肺属辛金，生于己土，久咳不已，必须补脾土以生肺金。此诚格致之言也。然清火之药，不宜久服，无论脉之洪大滑数，数剂后，即宜舍去，但用六味丸频频服之，而兼以白蜜、胡桃润之，其咳自住。若脾肺气虚，则用五味异功散、六君子等药，补土生肺，反掌收功，为至捷也。

治咳者，宜细加详审。患咳者，宜戒口慎风。毋令久咳不除，变为肺痿、肺痈、虚损、劳瘵之候，慎之戒之！

止嗽散 治诸般咳嗽。

桔梗炒 荆芥 紫菀蒸 百部蒸 白前蒸，各二斤 甘草炒，十二两 陈皮水洗，去白，一斤

共为末。每服三钱，开水调下，食后临卧服。初感风寒，生姜汤调下。

予制此药普送，只前七味，服者多效。或问：药极轻微，而取效甚广，何也？予曰：药不贵险峻，惟期中病而已，此方系予苦心揣摩而得也。盖肺体属金，畏火

者也，过热则咳。金性刚燥，恶冷者也，过寒亦咳。且肺为娇脏，攻击之剂既不任受，而外主皮毛，最易受邪，不行表散则邪气留连而不解。《经》曰：微寒微咳。寒之感也，若小寇然，启门逐之即去矣。医者不审，妄用清凉酸涩之剂，未免闭门留寇，寇欲出而无门，必至穿踰而走，则咳而见红。肺有二窍，一在鼻，一在喉。鼻窍贵开而不闭，喉窍宜闭而不开。今鼻窍不通，则喉窍将启，能无虚乎？本方温润和平，不寒不热，既无攻击过当之虞，大有启门驱贼之势，是以客邪易散，肺气安宁，宜其投之有效欤？附论于此，以咨明哲。

人参胡桃汤　止嗽定喘。

人参五分　胡桃仁三钱，连衣研　生姜三片

水煎服。本方以萎蕤易生姜，名萎蕤胡桃汤，治阴虚证。

又方，用白蜜二斤，胡桃仁二斤，隔汤炖熟，开水点服，不拘时。

五味异功散　**六味丸**　**团鱼丸**　**月华丸**俱见虚劳。

六君子汤见类中。

喘

《经》云：诸病喘满，皆属于热。盖寒则息微而气缓，热则息粗而气急也。由是观之，喘之属火无疑矣。然而外感寒邪，以及脾肾虚寒，皆能令喘，未便概以火断也。假如风寒外客而喘者，散之。直中于寒而喘者，温之。热邪传里，便闭而喘者，攻之。暑热伤气而喘者，清而补之。湿痰壅遏而喘者，消之。燥火入肺而喘者，润之。此外感之治法也，各详本门。

若夫七情气结，郁火上冲者，疏而达之，加味逍遥散。肾水虚而火上炎者，壮水制之，知柏八味丸。肾经真阳不足而火上泛者，引火归根，桂附八味丸。若因脾虚不能生肺而喘者，五味异功散加桔梗，补土生金。此内伤之治法也。

夫外感之喘，多出于肺；内伤之喘，未有不由于肾者。《经》云：诸痿喘呕，皆属于下。定喘之法，当于肾经责其真水、真火之不足而主之。如或脾气大虚，则以人参、白术为主。参、术补脾土以生肺金，金旺则能生水，乃隔二隔三之治也。

更有哮证与喘相似，呀呷不已，喘息有音，此表寒束其内热致成斯疾，加味甘桔汤主之，止嗽散亦佳。古今治喘哮证，方论甚繁，大意总不出此。

加味逍遥散见类中。

知柏八味丸即六味丸加知母、黄柏。

桂附八味丸俱见类中。

五味异功散见虚劳。

加味甘桔汤　治喘，定哮。

甘草五分　桔梗　川贝母　百部　白前　橘红　茯苓　旋覆花各一钱五分

水煎服。

止嗽散见伤寒咳嗽。

吐　血

暴吐血，以祛瘀为主，而兼之降火；久吐血，以养阴为主，而兼之理脾。古方四生丸、十灰散、花蕊石散，祛瘀降火之法也。古方六味汤、四物汤、四君子汤，养阴补脾之法也。

然血证有外感、内伤之不同。假如咳而喘息有音，甚则吐血者，此风寒也，加味香苏散散之。务农赤日，行旅长途，口渴自汗而吐血者，此伤暑也，益元散清之。夏令火炎，更乘秋燥，发为干咳，脉数大而吐血者，此燥火焚金也，三黄解毒汤降之。此外感之治也。

又如阴虚吐血者，初用四生丸、十灰散以化之，兼用生地黄汤以清之，吐止则用地黄丸补之。阳虚大吐血成升斗者，初用花蕊石散以化之，随用独参汤以补之，继则用四君、八珍等以调之。脏寒吐血，如天寒地冻，水凝成冰也，用理中汤以温之。其或七情气结、怒动肝火者，则用加味逍遥散以疏达之。伤力吐血者，则用泽兰汤行之。此内伤之治法也。

夫血以下行为顺，上行为逆，暴吐之时，气血未衰，饮食如常，大便结实，法当导之下行。病势既久，气血衰微，饮食渐减，大便不实，法当养阴血兼补脾气。大凡吐血、咯血，须用四君子之类以收功，盖阴血生于阳气，脾土旺则能生血耳。治者念之。

四生丸见虚劳。

十灰散　祛瘀生新，止血之良剂。

大蓟　小蓟　茅根　茜根　老丝瓜　山栀　薄荷叶　大黄　乱发

烧灰存性，每服二三钱，藕汤调下。

花蕊石散　**六味汤**　**四物汤**　**四君子汤**并见虚劳。

加味香苏散即香苏散加山栀、丹皮、丹参。方见伤寒太阳证。

益元散见类中。

三黄解毒汤见伤寒。

生地黄汤见虚劳。

独参汤　八珍汤见虚劳。

理中汤见中寒。

加味逍遥散见类中。

泽兰汤见后腰痛。

头　　痛

头为诸阳之会，清阳不升，则邪气乘之，致令头痛。然有内伤、外感之异。外感风寒者，宜散之。热邪传入胃腑，热气上攻者，宜清之。直中证，寒气上逼者，宜温之。治法详见伤寒门，兹不赘。

然除正风寒外，复有偏头风、雷头风、客寒犯脑、胃火上冲、痰厥头痛、肾厥头痛、大头天行、破脑伤风、眉棱骨痛、眼眶痛等证。更有真头痛，朝不保暮，势更危急。皆宜细辨。

偏头风者，半边头痛，有风热，有血虚。风热者，筋脉抽搐，或鼻塞，常流浊涕，清空膏主之。血虚者，昼轻夜重，痛连眼角，逍遥散主之。雷头风者，头痛而起核块，或头中雷鸣，多属痰火，清震汤主之。客寒犯脑者，脑痛连齿，手足厥冷，口鼻气冷，羌活附子汤主之。胃火上冲者，脉洪大，口渴饮冷，头筋扛起者，加味升麻汤主之。痰厥头痛者，胸肺多痰，动则眩晕，半夏白术天麻汤主之。肾厥头痛者，头重足浮，腰膝酸软，《经》所谓“下虚上实”是也。肾气衰，则下虚，浮火上泛，故上实也。然肾经有真水虚者，脉必数而无力；有真火虚者，脉必大而无力。水虚，六味丸；火虚，八味丸。大头天行者，头肿大，甚如斗，时疫之证也。轻者名发颐，肿在耳前后，皆火郁也，普济消毒饮主之，更加针砭以佐之。破脑伤风者，风从破处而入，其证多发搐搦，防风散主之。眉棱骨痛，或眼眶痛，俱属肝经。见光则痛者，属血虚，逍遥散；痛不可开者，属风热，清空膏。真头痛者，多属阳衰。头统诸阳，而脑为髓海，不任受邪，若阳气大虚，脑受邪侵，则发为真头痛，手足青至节，势难为矣。速用补中益气汤加蔓荆子、川芎、附子，并进八味丸，间有得生者，不可忽也。

清空膏

羌活　防风各六分　柴胡五分　黄芩半生半炒，一钱二分　川芎四分　甘草炙，一钱　薄荷三分　黄连酒炒，六分

水煎服。

逍遥散见虚劳。

加味清震汤

升麻一钱　苍术一钱　青荷叶一个，全用　甘草炙　陈皮各八分　蔓荆子　荆芥各一钱五分　薄荷五分

水煎服。

羌活附子散

羌活一钱　附子　干姜各五分　炙甘草八分

水煎服。

加味升麻汤

升麻　葛根　赤芍　甘草各一钱　石膏二钱　薄荷三分

灯心二十节，水煎服。

半夏白术天麻汤

半夏一钱五分　白术　天麻　陈皮　茯苓各一钱　甘草炙，五分　生姜二片　大枣三个　蔓荆子一钱

虚者加人参。水煎服。

六味丸　八味丸见类中。

普济消毒饮　治大头证。肿甚者，宜砭之。

甘草　桔梗　黄芩酒炒　黄连酒炒，各一钱　马勃　元参　橘红　柴胡各五分　薄荷六分　升麻二分　连翘　牛蒡子炒，各八分

水煎服。体虚，加人参五分。便闭，加大黄（酒煨）一钱。愚按：此证须用贝母、人中黄、荷叶为妙。发颐证，倍柴胡，加丹皮；喉咙肿痛，倍桔梗、甘草。

砭法　以上细磁锋，用竹片夹定，紧扎，放锋出半分，对患处，另以箸敲之，遍刺肿处，俾紫血多出为善。刺毕，以精肉贴片时，再用鸡子清调乳香末润之。此地不宜成脓。头内中空，耳前后更多曲折，提脓拔毒，恒多不便，故针砭断不可少。

针法　以小布针两枚，手法扣定，露锋纤少，遍刺肿处，血出立松。更敷前药，自然消散。用针砭时，须正心诚意，咬定牙齿，下手刺之。

防风散　治破脑伤风。

防风　生南星炮，等分

上为末。每服二钱，童便冲酒调服。

补中益气汤见类中。

心　痛

当胸之下，歧骨陷去，属心之部位，其发痛者，则曰心痛。然心不受邪，受邪则为真心痛，旦暮不保矣。凡有痛者，胞络受病也。胞络者，心主之宫城也。寇凌宫禁，势已可危，而况犯主乎？故治之宜亟亟也。心痛有九种，一曰气，二曰血，三曰热，四曰寒，五曰饮，六曰食，七曰虚，八曰虫，九曰疰，宜分而治之。

气痛者，气壅攻刺而痛，游走不定也，沉香降气散主之。血痛者，痛有定处而不移，转侧若刀锥之刺，手拈散主之。热痛者，舌燥唇焦，溺赤便闭，喜冷畏热，其痛或作或止，脉洪大有力，清中汤主之。寒痛者，其痛暴发，手足厥冷，口鼻气冷，喜热畏寒，其痛绵绵不休，脉沉细无力，姜附汤加肉桂主之。饮痛者，水饮停积也，干呕吐涎，或咳，或噎，甚则摇之作水声，脉弦滑，小半夏加茯苓汤主之。食痛者，伤于饮食，心胸胀闷，手不可按，或吞酸嗳腐，脉紧滑，保和汤主之。虚痛者，心悸怔忡，以手按之则痛止，归脾汤主之。虫痛者，面白唇红，或唇之上下有白斑点，或口吐白沫，饥时更甚，化虫丸主之。疰痛者，触冒邪祟，卒尔心痛，面目青暗，或昏愦谵语，脉来乍大乍小，或两手如出两人，神术散、葱白酒、生姜汤并主之。此治心痛之大法也。

或问：久痛无寒，暴痛无火，然乎？否乎？答曰：此说亦宜斟酌。如人素有积热，或受暑湿之热，或热食所伤而发，则暴痛亦属火矣，岂宜热药疗之？如人本体虚寒，经年累月，频发无休，是久痛亦属寒矣，岂宜寒药疗之？且凡病始受热中，末传寒中者，比比皆是，必须临证审确，逐一明辨，斯无误也。

又或谓：诸痛为实，痛无补法。亦非也。如人果属实痛，则不可补；若属虚痛，必须补之。虚而且寒，则宜温补并行；若寒而不虚，则专以温剂主之。丹溪云：温即是补。若虚而兼火，则补剂中须加凉药。此治痛之良法，治者宜详审焉。

沉香降气散　治气滞心痛。

沉香三钱，细锉　砂仁七钱　甘草炙，五钱　香附盐水炒，五两　元胡索一两，酒炒　川楝子煨，去肉净，一两

共为末。每服二钱，淡姜汤下。

手拈散　治血积心痛。

元胡索醋炒　香附酒炒　五灵脂去土，醋炒　没药箬上炙干，等分

共为细末。每服三钱，热酒调下。血老者，用红花五分，桃仁十粒，煎酒调下。

清中汤　治热厥心痛。

香附　陈皮各一钱五分　黑山栀　金铃子即川楝子　元胡索各八分　甘草炙，五分　川黄连姜汁炒，一钱

水煎服。

姜附汤见诸方补遗　治寒厥心痛。又真心痛，手足青至节，宜用本方大剂饮之，或救十中之一二。若痛时

喜手紧按，更加人参。

小半夏加茯苓汤见伤寒咳嗽。

保和汤　治伤食心痛。

麦芽　山楂　萉子　厚朴　香附各一钱　甘草　连翘各五分　陈皮一钱五分

水煎服。

归脾汤　治气血虚弱，以致心痛。

黄芪一钱五分　白术　人参　茯神　枣仁　当归各一钱　远志七分　木香　甘草炙，各五分　圆眼肉五枚

水煎服。若挟肝火，加柴胡、山栀、丹皮各一钱。

化虫丸　治虫啮心痛。

芜荑去梗　白雷丸各五钱　槟榔二钱五分　雄黄一钱五分　木香　白术　陈皮各三钱　神曲四钱，炒

以百部二两，熬膏糊丸，如桐子大。每服一钱五分，米饮下。如取下虫积，加大黄五钱酒炒。

神术散见食中。

胸　痛

胸者，肺之分野。然少阳胆经受病，亦令胸痛。此邪气初传入里，而未深入于里，故胸痛也。古方用柴胡汤加枳壳治之，如未应，本方对小陷胸汤一服，其效如神。又风寒在肺，胸满痛，气喘，宜用甘桔汤加理气散风之剂。又饮食填塞者，宜用吐法。其肺痈、肺痿二证，详见虚劳，兹不赘。

柴胡汤见伤寒少阳证。

甘桔汤见伤寒咽痛。

胁　　痛

伤寒胁痛，属少阳经受邪，用小柴胡汤。杂证胁痛，左为肝气不和，用柴胡疏肝散；七情郁结，用逍遥散；若兼肝火、痰饮、食积、瘀血，随证加药。右为肝移邪于肺，用推气散。凡治实证胁痛，左用枳壳，右用郁金，皆为的剂。然亦有虚寒作痛，得温则散，按之则止者，又宜温补，不可拘执也。

小柴胡汤见伤寒。

柴胡疏肝散　治左胁痛。

柴胡　陈皮各一钱二分　川芎　赤芍　枳壳麸炒　香附醋炒，各一钱　甘草炙，五分

水煎服。唇焦口渴，乍痛乍止者，火也，加山栀，黄芩。肝经一条扛起者，食积也，加青皮、麦芽、山楂。痛有定处而不移，日轻夜重者，瘀血也，加归尾、红花、桃仁、牡丹皮。干呕，咳引胁下痛者，停饮也，加半夏、茯苓。喜热畏寒，欲得热手按者，寒气也，加肉桂、吴茱萸。

逍遥散见虚劳。

推气散　治右胁痛。

枳壳一钱　郁金一钱　桂心　甘草炙，各五分　桔梗　陈皮各八分　姜二片　枣二枚

水煎服。

瓜蒌散　治肝气躁急而胁痛，或发水泡。

大瓜蒌一枚，连皮捣烂　粉甘草二钱　红花七分

水煎服。

按：郁火日久，肝气燥急，不得发越，故皮肤起泡，转为胀痛。《经》云：损其肝者，缓其中。瓜蒌为物，甘缓而润，于郁不逆，又如油之洗物，滑而不滞，此其所以奏功也。

胃 脘 痛

胃脘痛，治法与心痛相仿。但停食一证，其胀痛连胸者吐之，胀痛连腹者下之。其食积之轻者，则用神术散消之。又有胃脘痛证，呕而吐脓血者，不得妄治。书云：呕家有脓不须治，呕脓尽自愈。

神术散方见食中。

腹 痛

腹中痛，其寒热、食积、气血、虫蛊，辨法亦与心痛相符，惟有肝木乘脾、搅肠痧、腹内痈，兹三证有不同耳。《经》云：诸痛皆属于肝。肝木乘脾则腹痛，仲景以芍药甘草汤主之。甘草味甘，甘者己也；芍药味酸，酸者甲也。甲己化土，则肝木平而腹痛止矣。伤寒证中，有由少阳传入太阴而腹痛者，柴胡汤加芍药；有因误下传入太阴而腹痛者，桂枝汤加芍药。即同此意。

寻常腹痛，全在寒热、食积，分别详明为治。凡腹痛乍作乍止，脉洪有力，热也，以芍药甘草汤加黄连清之。若嗳腐吞酸，饱闷膨胀，腹中有一条扛起者，是食积也，保和丸消之。消之而痛不止，便闭不行，腹痛拒按者，三黄枳术丸下之。设或下后仍痛，以手按其腹，若更痛者，积未尽也，仍用平药再消之。若按之痛止者，积已去而中气虚也，五味异功散补之。若消导攻下之后，渐变寒中，遂至恶冷喜热，须易温中之剂。此火痛兼食之治法也。

若腹痛绵绵不减，脉迟无力者，寒也，香砂理中汤温之。若兼饱闷胀痛，是有食积，不便骤补，香砂二陈汤加姜、桂、楂、芽、厚朴，温而消之。消之而痛不止，大便反闭，名曰阴结，以木香丸热药下之，下后仍以温剂和之。此寒痛兼食之治法也。

若因浊气壅塞，走注疼痛，木香调气散散之。若因瘀血积聚，呆痛不移，泽兰汤行之。虫啮而痛，唇有斑点，饥时更甚，化虫丸消之。伤暑霍乱，四味香薷饮解之。更有干霍乱证，欲吐不得吐，欲泻不能泻，变在须臾，俗名搅肠痧是也。更有遍体紫黑者，名曰乌痧胀，急用烧盐和阴阳水吐之，或用四陈汤服之，外用武侯平安散，点左右大眼角，其人即苏。

其腹内痈一证，当脐肿痛，转侧作水声，小便如淋，千金牡丹皮散化之。

古方治腹痛证，多以寒者为虚，热者为实，未尽然也。盖寒证亦有实痛者，热证亦有虚痛者，如寒痛兼食，则为实矣；挟热久痢，则为虚矣。凡看证之法，寒热虚实，互相辨明，斯无误也。

芍药甘草汤　止腹痛如神。

白芍药酒炒，三钱　甘草炙，一钱五分

水煎服。脉迟为寒，加干姜。脉洪为热，加黄连。脉缓为湿，加苍术、生姜。脉涩伤血，加当归。脉弦伤气，加芍药。

保和丸见心痛　消食积，清湿热。腹中有一条扛起者，是食积也；舌干口燥，是湿热也，本方主之。有热，加黄连。

三黄枳术丸　消热食，除积滞。腹痛拒按，便闭溺赤，名曰阳结，宜用本方。若冷食所伤，宜用木香丸。若冷热互伤，须酌其所食冷热之多寡而并用之。此东垣法也。

黄芩一两　黄连五钱　大黄七钱五分　神曲　白术　枳实　陈皮各五钱

荷叶一枚，煎水叠为丸，量虚实用。

五味异功散见虚劳。

香砂理中汤见中寒　治客寒犯胃，其证手足厥冷，口鼻气冷，其痛绵绵不止，喜热畏寒，脉沉细。不比热痛乍止乍作，喜冷畏热，唇焦舌燥，口渴脉洪也。寒热之别，相隔千里。

香砂二陈汤见类中。即二陈汤加木香、砂仁。

木香丸　治寒积冷食，腹痛拒按，或大便闭结，谓之冷闭，名曰阴结。本方攻之。

木香　丁香各一钱五分　干姜三钱　麦芽炒，五钱　陈皮三钱　巴豆三十粒，去壳，炒黑

神曲煮糊为丸。每服十丸，或二十丸，开水下。痛甚者倍之。所食之物，应随利出。如利不止，以冷粥饮之即止。

木香调气散见类中。

泽兰汤见吐血。

化虫丸见心痛。

四味香薷饮见伤暑。

诸葛武侯平安散

朱砂二钱　麝香　冰片各五厘　明雄黄　硼砂各五分　白硝二分

共研极细末，用小磁罐收贮。每用清水以骨簪点二三厘在大眼角内，如点眼药法。点后，忌热茶饮食半日，即愈。

四陈汤

陈皮去白　陈香橼去瓤　陈枳壳去瓤，面炒　陈茶叶

等分为末。每服三钱，开水点服。

千金牡丹皮散　治腹内痈。

牡丹皮三钱　苡仁五钱　桃仁十粒　瓜蒌仁去壳，去油净，二钱

水煎服。

小　腹　痛

书云：大腹属太阴，当脐属少阴，小腹属厥阴。伤寒传至厥阴，少腹痛甚，此热邪也，宜下之。若热结在里，蓄血下焦，亦宜下之。若直中厥阴，小腹冷痛，则为寒邪，宜温之。治法已详本门。

寻常少腹痛，多属疝、瘕、奔豚之类。书云：男子外结七疝，女子带下瘕聚。古人更有痃癖、癥瘕之名，皆一类也。痃如弓弦，筋扛起也。癖者隐辟，沉附着骨也。癥则有块可征，犹积也，多属于血。瘕者假也，忽聚而忽散，气为之也。奔豚者，如江豚之上窜，冷气上冲也。其癥瘕之气，聚于小肠，则曰小肠气；聚于膀

胱，则曰膀胱气也。小肠气，失气则快；膀胱气，少腹热，若沃以汤，涩于小便也。凡治少腹痛，当用坠降之药；其行气，皆当用核乃能宣达，病所以取效也。橘核丸、奔豚丸并主之。

橘核丸 通治癥瘕、痃癖，小肠、膀胱等气。

橘核盐酒炒，二两 川楝子煨，去肉 山楂子炒 香附姜汁浸炒，各一两五钱 荔枝核煨，研 小茴香微炒，各一两

神曲四两，煮糊为丸，如桐子大。每服三钱，淡盐水下。寒甚，加附子五钱，肉桂三钱，当归一两。有热，加黑山栀七钱。又疝气证，表寒束其内热，丹溪以黑山栀、吴茱萸并用。按此二味，若寒热不调者，加入丸中更佳。若胞痹小便不利，去小茴，加茯苓、车前子、丹参、黑山栀。

奔豚丸见积聚。

身　痛

身体痛，内伤、外感均有之。如身痛而拘急者，外感风寒也。身痛如受杖者，中寒也。身痛而重坠者，湿也。若劳力辛苦之人，一身酸软无力而痛者，虚也。治法：风则散之，香苏散；寒则温之，理中汤；湿则燥之，苍白二陈汤；虚则补之，补中益气汤。大抵身痛多属于寒，盖热主流通，寒主闭塞也。无论风、湿与虚，挟寒者多，挟热者少。治者审之。

香苏散见太阳证。

理中汤见中寒。

苍白二陈汤即二陈汤加苍术、白术。见类中。

补中益气汤见类中。

肩背臂膊痛

肩臂痛，古方主以茯苓丸，谓痰饮为患也，而亦有不尽然者。凡背痛多属于风，胸痛多属于气。气滞则痰凝，脏腑之病也。背为诸腧之所伏，凡风邪袭人，必从腧入，经络之病也。间有胸痛连背者，气闭其经也。亦有背痛连胸者，风鼓其气也。治胸痛者理痰气，治背痛者祛风邪，此一定之理。理痰气，宜用木香调气散并前丸。祛风邪，宜用秦艽天麻汤。挟寒者，加附、桂；挟虚者，以补中益气加秦艽、天麻主之。如或风邪痰气互相鼓煽，痰饮随风走入经络而肩臂肿痛，则前丸二方须酌量合用，治无不效矣。

茯苓丸

茯苓　半夏各二两，姜汁炒　风化硝　枳壳面炒，各五钱

姜汁糊丸，如桐子大。每服二三十丸，淡姜汤下。

木香调气散见类中。

秦艽天麻汤

秦艽一钱五分　天麻　羌活　陈皮　当归　川芎各一钱　炙甘草五分　生姜三片　桑枝三钱，酒炒

水煎服。挟寒，加附子、桂枝。

补中益气汤见类中。

腰　　痛

腰痛，有风，有寒，有湿，有热，有瘀血，有气滞，有痰饮，皆标也。肾虚，其本也。

腰痛拘急，牵引腿足，脉浮弦者，风也；腰冷如冰，喜得热手熨，脉沉迟或紧者，寒也，并用独活汤主之。腰痛如坐水中，身体沉重，腰间如带重物，脉濡细者，湿也，苍白二陈汤加独活主之。若腰重疼痛，腰间发热，痿软无力，脉弦数者，湿热也，恐成痿证，前方加黄柏主之。若因闪挫跌扑，瘀积于内，转侧若刀锥之刺，大便黑色，脉涩或芤者，瘀血也，泽兰汤主之。走注刺痛，忽聚忽散，脉弦急者，气滞也，橘核丸主之。腰间肿，按之濡软不痛，脉滑者，痰也，二陈汤加白术、萆薢、白芥子、竹沥、姜汁主之。

腰痛似脱，重按稍止，脉细弱无力者，虚也，六君子汤加杜仲、续断主之。若兼阴冷，更佐以八味丸。大抵腰痛，悉属肾虚。既挟邪气，必须祛邪；如无外邪，则惟补肾而已。然肾虚之中，又须分辨寒热二证，如脉虚软无力，溺清便溏，腰间冷痛，此为阳虚，须补命门之火，则用八味丸。若脉细数无力，便结溺赤，虚火时炎，此肾气热，髓减骨枯，恐成骨痿，斯为阴虚，须补先天之水，则用六味丸合补阴丸之类，不可误用热药以灼其阴，治者审之。

独活汤　治肾虚兼受风寒湿气。

独活　桑寄生　防风　秦艽　威灵仙　牛膝　茯苓各一钱　桂心五分　细辛　甘草炙，各三分　当归　金毛

狗脊各二钱

生姜二片，水煎服。丹溪云：久腰痛，必用官桂开之方止。寒甚者，更加附子。但有湿热，则二者皆不宜用。

苍白二陈汤见类中。

泽兰汤 治闪挫跌扑，瘀血内蓄，转侧若刀锥之刺。

泽兰三钱 丹皮 牛膝各二钱 桃仁十粒，去皮尖，研 红花五分 当归尾五钱 广三七一钱 赤芍药一钱五分

水煎，热酒冲服。如二便不通，加酒蒸大黄三钱。凡跌扑伤重，便溺不通者，非大黄不救。若大便已通，则用广三七煎酒，或山羊血冲酒，青木香煎酒，随用一味，皆可立止疼痛。

橘核丸见小腹痛。

茯苓丸见臂肩痛。

六君子汤见类中。

六味丸 **八味丸**见虚劳。

补阴丸 治肾气热，腰软无力，恐成骨痿。

熟地三两 丹皮 天冬 当归 枸杞子 牛膝 山药 女贞子 茯苓 龟版 杜仲 续断各一两二钱 人参 黄柏各五钱

石斛四两熬膏，和炼蜜为丸。每早淡盐水下三钱。

痹鹤膝风

痹者，痛也。风、寒、湿三气杂至，合而为痹也。

其风气胜者为行痹，游走不定也。寒气胜者为痛痹，筋骨挛痛也。湿气胜者为着痹，浮肿重坠也。然既曰胜，则受病有偏重矣。治行痹者，散风为主，而以除寒祛湿佐之，大抵参以补血之剂，所谓治风先治血，血行风自灭也。治痛痹者，散寒为主，而以疏风燥湿佐之，大抵参以补火之剂，所谓热则流通，寒则凝塞，通则不痛，痛则不通也。治着痹者，燥湿为主，而以祛风散寒佐之，大抵参以补脾之剂，盖土旺则能胜湿，而气足自无顽麻也。通用蠲痹汤加减主之，痛甚者，佐以松枝酒。

复有患痹日久，腿足枯细，膝头肿大，名曰鹤膝风。此三阴本亏，寒邪袭于经络，遂成斯证，宜服虎骨胶丸，外贴普救万全膏，则渐次可愈。失此不治，则成痼疾，而为废人矣。

蠲痹汤 通治风、寒、湿三气，合而成痹。

羌活行上力大 独活行下力专，各一钱 桂心五分 秦艽一钱 当归三钱 川芎七分，治风先治血 甘草炙，五分 海风藤二钱 桑枝三钱 乳香透明者 木香各八分，止痛须理气

水煎服。风气胜者，更加秦艽、防风。寒气胜者，加附子。湿气胜者，加防己、萆薢、苡仁。痛在上者，去独活加荆芥。痛在下者，加牛膝。间有湿热者，其人舌干喜冷，口渴溺赤，肿处热辣，此寒久变热也，去肉桂加黄柏三分。

松枝酒 治白虎历节风，走注疼痛，或如虫行，诸般风气。

松节 桑枝 桑寄生 钩藤 续断 天麻 金毛狗

脊　虎骨　秦艽　青木香　海风藤　菊花　五加皮各一两　当归三两

每药一两，用生酒二斤煮，退火七日饮。痛专在下，加牛膝。

虎骨胶丸　治鹤膝风，并治瘫痪诸证。

虎骨二斤，锉碎、洗净，用嫩桑枝、金毛狗脊去毛、白菊花去蒂各十两，秦艽二两，煎水，熬虎骨成胶，收起如蜜样，和药为丸，如不足量加炼蜜　大熟地四两　当归三两　牛膝　山药　茯苓　杜仲　枸杞　续断　桑寄生各二两　熟附子七钱　厚肉桂去皮，不见火，五钱　丹皮　泽泻各八钱　人参二两，贫者以黄芪四两代之

上为末，以虎骨胶为丸。每早开水下三钱。

普救万全膏　治一切风气，走注疼痛，以及白虎历节风、鹤膝风、寒湿流注、痈疽发背、疔疮瘰疬、跌打损伤、腹中食积痞块、多年疟母、顽痰瘀血停蓄、腹痛泄利、小儿疳积、女人癥瘕诸证，并贴患处。咳嗽、疟疾，贴背脊心第七椎。予制此膏普送，取效神速。倘贴后起泡出水，此病气本深，尽为药力拔出，吉兆也，不必疑惧，记之记之。

藿香　白芷　当归尾　贝母　大枫子　木香　白蔹　乌药生地　萝菔子　丁香　白及　僵蚕　细辛　蓖麻子　檀香　秦艽　蜂房　防风　五加皮　苦参　肉桂　蝉退　丁皮　白鲜皮　羌活　桂枝　全蝎　赤芍　高良姜　元参　南星　鳖甲　荆芥　两头尖　独活　苏木　枳壳　连翘　威灵仙　桃仁　牛膝　红花　续断　花百头　杏仁　苍术　艾绒　藁本　骨碎补　川芎　黄芩　麻黄

甘草　黑山栀　川乌附子　牙皂　半夏　草乌　紫荆皮　青风藤以上各一两五钱　大黄三两　蜈蚣三十五条　蛇蜕五条　槐枝　桃枝　柳枝　桑枝　楝枝　榆枝　楮枝以上各三十五寸　男人血余三两，以上俱浸油内　真麻油十五斤，用二十两秤称　松香一百斤，棕皮滤净　百草霜十斤，细研筛过

冬浸九宿，春秋七宿，夏五宿，分数次入锅，文武火熬，以药枯油黑、滴水成珠为度，滤去渣，重称，每药油十二两，下滤净片子松香四斤，同熬至滴水不散，每锅下百草霜细末六两，勿住手搅，俟火候成，则倾入水缸中，以棒搅和成块，用两人扯拔数次，磁钵收贮。治一切风寒湿气、疮疽等证，其效如神。

又法，治疮疽，用血丹收，更妙。每油一斤，用丹六两。

痿

痿，大证也，诸痿生于肺热。《经》云：五脏因肺热叶焦，发为痿躄。肺气热，则皮毛先痿而为肺鸣。心气热，则脉痿，胫纵不任地。肝气热，则筋痿，口苦而筋挛。脾气热，则肉痿，肌肤不仁。肾气热，则骨痿，腰脊不举。丹溪治法，泻南方，补北方。泻南方，则肺金不受刑；补北方，则心火自下降。俾西方清肃之令下行，庶肺气转清，筋脉骨肉之间湿热渐消，而痿可愈也。然《经》云治痿独取阳明，何也？盖阳明为脏腑之海，主润宗筋，宗筋主束骨而利机关也。阳明虚，则宗筋纵，带脉不引，故足痿不用也。由前论之，则曰五脏

有热；由后论之，则曰阳明之虚，二说似异而实同。盖阳明胃属湿土，土虚而感湿热之化，则母病传子，肺金受伤，而痿证作矣。是以治痿独取阳明也。取阳明者，所以祛其湿。泻南补北者，所以清其热。治痿之法，不外补中祛湿、养阴清热而已矣。

五痿汤 治五脏痿。

人参 白术 茯苓各一钱 甘草炙，四分 当归一钱五分 苡仁三钱 麦冬二钱 黄柏炒褐色 知母各五分

水煎服。心气热，加黄连三分，丹参、生地各一钱。肝气热，加黄芩、丹皮、牛膝各一钱。脾气热，加连翘一钱，生地一钱五分。肾气热，加生地、牛膝、石斛各一钱五分。肺气热，加天冬、百合各二钱。挟痰，加川贝、竹沥。湿痰，加半夏曲。瘀血，加桃仁、红花。如气血两虚，另用十全大补汤。肾肝虚热，髓减骨枯，兼用虎潜丸主之。

十全大补汤见虚劳。

虎潜丸

龟版四两 杜仲 熟地各三两 黄柏炒褐色 知母各五钱 牛膝 白芍药 虎骨酒炙酥 当归各二两 陈皮四钱 干姜二钱

为末，酒糊丸。每服二钱，淡盐水下。加人参一两尤妙。

脚 气

脚气者，脚下肿痛，即痹证之类也。因其痛专在脚，故以脚气名之。其肿者，名湿脚气；不肿者，名干

脚气。湿脚气，水气胜也，槟榔散主之。干脚气，风气胜也，四物汤加牛膝、木瓜主之。

槟榔散 脚气谓之壅疾，不宜骤补。

槟榔 牛膝 防己 独活 秦艽各一钱 青木香 天麻 赤芍各八分 桑枝二钱 当归五分

水煎服。

四物汤见虚劳。

疠风

疠风，癞也，俗称大麻风。湿热在内，而为风鼓之，则肌肉生虫，白屑重叠，搔痒顽麻，甚则眉毛脱落，鼻柱崩坏，事不可为矣。治法，清湿热，祛风邪，以苦参汤、地黄酒并主之。外以当归膏涂之，往往取效。未可遽视为废疾而忽之也。

苦参汤

苦参一钱五分 生地二钱 黄柏五分 当归 秦艽 蒡子 赤芍 白蒺藜 丹参 丹皮 银花 贝母各一钱

加甘菊三钱，水煎服。

地黄酒

生地二两 黄柏 苦参 丹参 萆薢 菊花 银花 丹皮 赤芍 当归 枸杞子 蔓荆子 赤茯苓各一两 秦艽 独活 威灵仙各五钱 桑枝一两五钱 乌梢蛇去头尾，一具

上煮好头生酒五十斤，退火七日用。

加味当归膏 治一切疮疹，并痈肿收口，皆效。

当归 生地各一两 紫草 木鳖子肉去壳 麻黄

大枫子肉去壳，研　防风　黄柏　元参各五钱　麻油八两　黄蜡二两

先将前九味入油熬枯，滤去渣，再将油复入锅内，熬至滴水成珠，再下黄蜡，试水中不散为度，倾入盖碗内，坐水中出火三日，听搽。

噎　膈

古方治噎膈，多以止吐之剂通用，不思吐，湿证也，宜燥。噎膈，燥证也，宜润。《经》云：三阳结谓之隔。结，结热也，热甚则物干。凡噎膈证，不出胃脘干槁四字。槁在上脘者，水饮可行，食物难入。槁在下脘者，食虽可入，久而复出。夫胃既槁矣，而复以燥药投之，不愈益其燥乎？是以大、小半夏二汤，在噎膈门为禁剂。予尝用启膈散开关，更佐以四君子汤调理脾胃。挟郁者，则用逍遥散主之。虽然，药逍遥而人不逍遥，亦无益也。张鸡峰云：此证乃神思间病，法当内观静养。斯言深中病情。然其间有挟虫、挟血、挟痰与食积为患者，皆当按法兼治，不可忽也。

启膈散　通噎膈，开关之剂，屡效。

沙参三钱　丹参三钱　茯苓一钱　川贝母去心，一钱五分　郁金五分　砂仁壳四分　荷叶蒂二个　杵头糠五分

水煎服。虚者加人参。前证若兼虫积，加胡连、芜荑，甚则用河间雄黄散吐之。若兼血积，加桃仁、红花，或另以生韭汁饮之。若兼痰积，加广橘红。若兼食积，加莱子、麦芽、山楂。此证有生蛇虮者，华佗以醋蒜食之，令饱，则吐物而出，真神法也。

四君子汤见虚劳。

调中散　通噎膈，开关和胃。

北沙参三两　荷叶去筋，净，一两　广陈皮浸，去白，一两　茯苓一两　川贝母去心，粘米拌炒，一两　丹参二两　陈仓米炒熟，三两　五谷虫酒炒焦黄，一两

共为细末。每用米饮调下二钱，日二服。

逍遥散见类中。

河间雄黄散

雄黄　瓜蒂　赤小豆各一钱

共为细末。每服五分，温水调，滴入狗油数匙服下，以吐为度。吐去膈间小虫，随用五味异功散安之，续用逍遥散调之。

痢　疾

古人治痢，多用坠下之品，如槟榔、枳实、厚朴、大黄之属，所谓通因通用。法非不善矣，然而效者半，不效者半。其不效者，每至缠绵难愈，或呕逆不食，而成败证者，比比皆是。予为此证，仔细揣摩不舍置，忽见烛光，遂恍然有得，因思火性炎上者也，何以降下于肠间而为痢？良由积热在中，或为外感风寒所闭，或为饮食生冷所遏，以致火气不得舒伸，逼迫于下，里急而后重也。医者不察，更用槟榔等药下坠之，则降者愈降，而痢愈甚矣。予因制治痢散，以治痢证初起之时。方用葛根为君，鼓舞胃气上行也；陈茶、苦参为臣，清湿热也；麦芽、山楂为佐，消宿食也；赤芍药、广陈皮为使，所谓“行血则便脓自愈，调气则后重自除”也。

制药普送，效者极多。惟于腹中胀痛，不可手按者，此有宿食，更佐以朴黄丸下之。若日久脾虚，食少痢多者，五味异功散加白芍、黄连、木香清而补之。气虚下陷者，补中益气汤升提之。若邪热秽气，塞于胃脘，呕逆不食者，开噤散启之。若久痢变为虚寒，四肢厥冷，脉微细，饮食不消者，附子理中汤加桂温之。夫久痢必伤肾，不为温暖元阳，误事者众矣，可不谨欤！

治痢散　专治痢疾初起之时，不论赤白皆效。

葛根　苦参酒炒　陈皮　陈松萝茶各一斤　赤芍酒炒　麦芽炒　山楂炒，各十二两

上为细末。每服四钱，水煎，连末药服下，小儿减半。忌荤腥、面食、煎炒、闭气、发气诸物。本方加川连四两尤效。

朴黄丸　治痢疾初起，腹中实痛，不得手按。此有宿食也，宜下之。

陈皮　厚朴姜汁炒，各十二两　大黄一斤四两，酒蒸　广木香四两

荷叶水叠为丸，如绿豆大。每服三钱，开水下。小儿一钱。

五味异功散即六君子汤除半夏。见类中门。

补中益气汤见类中。

开噤散　治呕逆食不入。书云：食不得入，是有火也，故用黄连。痢而不食，则气益虚，故加人参。虚人久痢，并用此法。

人参　川黄连姜水炒，各五分　石菖蒲七分，不见铁　丹参三钱　石莲子去壳，即建莲中有黑壳者　茯苓　陈皮

各一钱五分　陈米一撮　冬瓜仁去壳，一钱五分　荷叶蒂二个

水煎服。

附子理中汤见中寒门。

泄　泻

书云：湿多成五泻。泻之属湿也明矣。然有湿热，有湿寒，有食积，有脾虚，有肾虚，皆能致泻，宜分而治之。假如口渴、溺赤、下泻肠垢，湿热也。溺清、口和、下泻清谷，湿寒也。胸满痞闷、嗳腐吞酸、泻下臭秽，食积也。食少、便频、面色皖白，脾虚也。五更天明，依时作泻，肾虚也。治泻，神术散主之，寒热食积，随症加药。脾虚者，香砂六君子汤，肾虚者，加减七神丸。凡治泻，须利小便，然有食积未消者，正不宜利小便，必俟食积既消，然后利之，斯为合法。

神术散见类中　燥湿理脾，消积滞，为止泻之良药。湿热，加连翘。湿寒，加炮姜、木香。食积，加山楂、麦芽、神曲。

香砂六君子汤见类中　治脾虚作泻。挟寒者，加姜、桂，甚加附子。

加味七神丸　止肾泻如神。

肉豆蔻面裹煨　吴茱萸去梗，汤泡七次　广木香各一两　补骨脂盐酒炒，二两　白术陈土炒，四两　茯苓蒸，二两　车前子去壳，蒸，二两

大枣煎汤叠为丸。每服三钱，开水下。

疟疾

疟者，暴疟之状，因形而得名也。《经》曰：阴阳相搏而疟作矣。阴搏阳而为寒，阳搏阴而为热，如二人交争，此胜则彼负，彼胜则此负，阴阳互相胜负，故寒热并作也。善治疟者，调其阴阳，平其争胜，察其相兼之证，而用药得宜，应手而愈。大法：疟证初起，香苏散散之，随用加减小柴胡汤和之。二三发后，止疟丹截之。久疟脾虚，六君子汤加柴胡补之。中气下陷，补中益气汤举之，元气即回，疟证自止。书云：一日一发者，其病浅；两日一发者，其病深；三日一发者，其病尤深。然而寒热往来，总在少阳，久而不愈，总不离乎脾胃，盖胃虚亦恶寒，脾虚亦发热也。疏理少阳，扶助脾胃，治疟无余蕴矣。

香苏散见伤寒太阳证。

加减小柴胡汤　治疟证之通剂，须按加减法主之。

柴胡　秦艽　赤药各一钱　甘草五分　陈皮一钱五分

生姜一片，桑枝二钱，水煎服。

热多者，加黄芩一钱。寒多者，加黑姜五分。口渴甚者，加知母一钱，贝母一钱五分。呕恶，加半夏、茯苓各一钱，砂仁七分，生姜二片。汗少者，加荆芥一钱，川芎五分。汗多者，去秦艽，减柴胡一半，加人参一钱，白术一钱五分。饮食停滞，胸膈饱闷，加麦芽、神曲、山楂、厚朴各一钱。如欲止之，加白蔻仁八分，鳖甲（醋炙）二钱，更另用止疟丹一二丸截之，神效。如体虚气弱，加人参、黄芪、白术各二钱，当归，茯苓各一钱。久病成疟母，加白术一钱，木香、枳实各五分，鳖甲二钱。

止疟丹 治疟证二三发后，以此止之，应手取效。

常山火酒炒 草果仁去壳 半夏曲姜汁炒 香附米酒炒 青皮去瓤醋炒，各四两

真六神曲十二两为末，用米饮煮糊为丸，如弹子大，朱砂为衣。轻者一丸，重者二丸，红枣五六枚，煎汤化下，清晨面东空腹服。

六君子汤 **补中益气汤**俱见类中。

疟久变虚，宜用前二方主之，但真虚者多挟寒，须加肉桂、附子、炮姜、砂仁之类，温补元气，甫克收功。

论水肿、鼓胀

问曰：水肿、鼓胀，何以别之？答曰：目窠与足先肿，后腹大者，水也；先腹大，后四肢肿者，胀也。然水肿亦有兼胀者，胀亦有兼水者，须按其先后多寡而治之，今分为两门，治者宜合参焉。

水　肿

水肿证，有表里、寒热、肾胃之分。大抵四肢肿，腹不肿者，表也。四肢肿，腹亦肿者，里也。烦渴口燥，溺赤便闭，饮食喜凉，此属阳水，热也。不烦渴，大便自调，饮食喜热，此属阴水，寒也。先喘而后肿者，肾经聚水也。先肿而后喘，或但肿而不喘者，胃经蓄水也。《经》云：肾者，胃之关也。关闭则水积，然胃

病而关亦自闭矣。治胃者，五皮饮加减主之。治肾者，肾气丸加减主之。或问：书云先喘后肿，其病在肺。何也？答曰：喘虽肺病，其本在肾，《经》云“诸痿喘呕，皆属于下”是也。若外感致喘，或专属肺经受邪，内伤致喘，未有不由于肾者，治者详之。

五皮饮 治胃经聚水，乃通用之剂，华佗《中藏经》之方也，累用累验。

大腹皮黑豆汁洗 茯苓皮 陈皮 桑白皮各一钱五分 生姜皮八分

水煎服。

仲景云：腰以上肿，宜发汗。加紫苏、秦艽、荆芥、防风。腰以下肿，宜利小便。加赤小豆、赤茯苓、泽泻、车前子、萆薢、防已。若大便不通，宜下之，加大黄、葶苈。腹中胀满，加菔子、厚朴、陈皮、麦芽、山楂。体虚者，加白术、人参、茯苓。审是阴水，加附子、干姜、肉桂；审是阳水，加连翘、黄柏、黄芩。挟痰者，加半夏、生姜。既消之后，宜用理中汤健脾实胃，或以金匮丸温暖命门，或以六味加牛膝、车前，滋肾水，清余热，庶收全功。

附子理中汤见中寒。

金匮肾气丸 治肾经聚水，小便不利，腹胀肢肿，或痰喘气急，渐或水蛊，其效如神。然肾经聚水，亦有阴阳之分，不可不辨也。《经》云：阴无阳无以生，阳无阴无以化。《经》又云：膀胱者，州都之官，津液藏焉，气化则能出矣。假如肾经阳虚，阴无以生，真火不能制水者，宜用此丸。假如肾经阴虚，阳无以化，真阴不能化气者，宜用本方去附、桂主之。东垣云：土在雨中化为泥，阴水之象也。河间云：夏热之甚，庶土蒸溽，阳水之象也。知斯意者，可以治水矣。

大熟地八两　山药四两　山萸肉　丹皮　泽泻　车前子　牛膝各二两　茯苓六两　肉桂一两　附子一两，虚寒甚者倍之

用五加皮八两，煮水一大碗，滤去渣，和药，加炼蜜为丸，如桐子大。每早开水下四钱。前证若属阴虚，本方去桂、附，加文蛤、牡蛎各二两。湿热甚者，加黄柏五钱，不用五加皮，以萆薢八两熬汁代之。

论血分、水分

妇人经水先断，后发肿者，名曰血分，通经丸主之。先发水肿，然后经断者，名曰水分，五皮饮送下通经丸主之。

通经丸

当归尾　赤芍药　生地黄　川芎　牛膝　五灵脂各一两　红花　桃仁各五钱　香附二两　琥珀七钱五分

苏木屑二两，煎酒，和砂糖熬化为丸，如桐子大。每服三钱，酒下。体虚者，用理中汤送下。若血寒，加肉桂五钱。

鼓　胀

或问：方书有鼓胀、蛊胀之别，何也？答曰：鼓者，中空无物，有似于鼓；蛊者，中实有物，非虫即血也。中空无物，填实则消，《经》所谓“塞因塞用”是已。中实有物，消之则平，《经》所谓“坚者削之”是

已。然胀满有寒热、虚实、浅深部位之不同，若不细辨，何由取效。

假如溺赤，便闭，脉数有力，色紫黑，气粗厉，口渴饮冷，唇焦舌燥，多属于热。假如溺清，便溏，脉细无力，色㿠白，气短促，喜饮热汤，舌润口和，多属于寒。又如腹胀，按之不痛，或时胀时减者，为虚；按之愈痛，腹胀不减者，为实。凡胀满，饮食如常者，其病浅；饮食减少者，其病深。且胀有部分，纵是通腹胀满，亦必有胀甚之部与病先起处，即可知属何脏腑，而用药必以之为主。东垣治胀满，不外枳术、补中二方，出入加减，寒热攻补，随证施治。予因制和中丸普送，效者甚多，有力者，当修合以济贫乏。又气虚中满，宜用白术丸，而以六君子汤佐之。中空无物，不用枳实，恐伤气也。

枳术丸 除胀消食。

枳实一两，面炒 白术二两，陈土炒

共为末，荷叶包，烂饭煨透，杵和为丸。每服二钱，开水下。

补中益气汤见类中。

和中丸

白术陈土炒，四两 扁豆炒，三两 茯苓一两五钱 枳实面炒，二两 陈皮三两 神曲炒黑 麦芽炒 山楂炒 香附姜汁炒，各二两 砂仁一两五钱 半夏姜汁炒，一两 丹参二两，酒蒸 五谷虫三两，酒拌，炒焦黄色

荷叶一枚，煎水叠为丸。每日上午、下午开水下二钱。此方不寒不热，和平之治法也。若寒气盛，加干

姜、吴萸、肉桂。若湿热盛，加黄连、连翘。若大便闭结，先用三黄枳术丸下之，随用本方渐磨之。若兼瘀血，加厚朴、赤药。若脾虚气弱，用六君子汤吞服此丸，或以补中益气汤送下。此医门之秘法，不可不讲。

白术丸 治气虚中满。

白术 茯苓 陈皮各二两 砂仁 神曲各一两五钱 五谷虫四两

用荷叶、老米煎水叠为丸。每服三钱，开水下。

三黄枳术丸 治热食所伤，肚腹胀痛，并湿热胀满，大便闭结者。

黄芩一两，酒炒 黄连四钱，酒炒 大黄七钱五分，酒蒸 神曲炒 枳实面炒 白术陈土炒 陈皮各五钱

荷叶煎水叠为丸，如绿豆大。每服一钱五分，或二三钱，量人虚实用。

六君子汤见类中。

积聚

积者，推之不移，成于五脏，多属血病；聚者，推之则移，成于六腑，多属气病。治积聚者，当按初、中、末之三法焉。邪气初客，积聚未坚，宜直消之，而后和之。若积聚日久，邪盛正虚，法从中治，须以补泻相兼为用。若块消及半，便从末治，即住攻击之药，但和中养胃，导达经脉，俾荣卫流通，而块自消矣。更有虚人患积者，必先补其虚，理其脾，增其饮食，然后用药攻其积，斯为善治，此先补后攻之法也。初治，太无神功散主之；中治，中和丸主之；末治，理中汤主之。

予尝以此三法，互相为用，往往有功。

太无神功散 治痞积，不拘气血饮食，虫积痰水，皆效。

地萹蓄 瞿麦穗 大麦芽各五钱 神曲二钱五分 沉香 木香各一钱五分 甘草炙，五钱 大黄酒蒸，二两

上为细末。每服二三钱，灯心、竹叶煎汤，及无灰酒调服；女以灯心、红花、当归煎汤，及无灰酒送下。忌油腻、动气之物及房室一月。药须黄昏服，勿食晚饭，大小便见恶物为度。

和中丸见鼓胀 书云：肝之积，在左胁下，名曰肥气。加柴胡、鳖甲、青皮、莪术。肺之积，在右胁下，名曰息贲。加白蔻仁、桑白皮、郁金。心之积，起脐上，上至心下，大如臂，名曰伏梁。加石菖蒲、厚朴、红花、莪术。脾之积，在胃脘，腹大如盘，名曰痞气。加厚朴。肾之积，在脐下，发于小腹，上冲心而痛，名曰奔豚。另用奔豚丸主之。热积，加黄连、黄芩。寒积，加肉桂、干姜、附子。酒积，加葛根。痰积，加半夏。水积，加桑白皮、赤小豆。血积，加桃仁、红花、干漆。肉积，加阿魏、山楂。

奔豚丸

川楝子煨，去肉，一两 茯苓 橘核盐酒炒，各一两五钱 肉桂三钱 附子炮 吴茱萸汤泡七次，各五钱 荔枝子煨，八钱 小茴香 木香各七钱

熬砂糖为丸。每服二钱，淡盐汤下。若有热者，去附、桂。

理中汤见中寒。

疝气

疝者，少腹痛，引睾丸也。《经》云：任脉为病，男子内结七疝，女子带下瘕聚。七疝者，一曰冲疝，气上冲心，二便不通也。二曰狐疝，卧则入腹，立则出腹也。三曰癞疝，阴囊肿大，如升如斗也。四曰厥疝，肝气上逆也。五曰瘕疝，腹有癥痞，痛而热，时下白浊也。六曰㿗疝，内裹脓血也。七曰㿗癃疝，内裹脓血，小便不通也。愚按：厥疝即冲疝，㿗癃疝即㿗疝，其名有七，其实五者而已。疝之根起于各脏，而归并总在厥阴。以肝主筋，又主痛也。治疝之法非一，而分别不外气血，气则游走不定，血则凝聚不散也。橘核丸加减主之。

橘核丸 通治七疝。

橘核二两，盐酒炒 小茴香 川楝子煨，去肉 桃仁去皮尖及双仁者，炒 香附醋炒 山楂子炒，各一两 广木香 红花各五钱

以神曲三两打糊为丸。每服三钱。冲疝，用白茯苓一钱，松子仁三钱，煎汤送下。狐疝，用当归二钱，牛膝一钱五分，煎酒送下。癞疝，用白茯苓、陈皮、赤茯苓各一钱，煎汤送下。厥疝，治同冲疝。瘕疝，用丹参、白茯苓各一钱五分，煎汤送下。㿗疝，本方内加五灵脂一两（醋炒），赤芍一两五钱（酒炒），服时用牛膝一钱五分，当归尾三钱，煎酒送下。㿗癃疝，治法同上。此证若寒气深重，本方内加吴茱萸、肉桂心各五钱，甚则加附子一枚。若表寒束其内热，肢痛热辣，或

流白浊者，本方内加黑山栀五钱，川萆薢一两，吴茱萸三钱（汤泡七次）。吴萸散表寒，山栀清内热，二者并行，丹溪心法也。

小肠气者，脐下转痛，失气则快。膀胱气者，脐热痛，涩于小便，即胞痹也。痃者，状如弓弦，筋病也。癖者，隐伏于内，疼痛着骨也。癥者，有块可征，血病也。瘕者，假也，忽聚忽散，气病也。

以上诸证，虽作痛，不引睾丸，故不以疝名之。然而治法，可以仿佛前丸加减，或轻或重，因时制宜也。

痰　　饮

凡病未有不发热、不生痰者。是痰与热，乃杂病兼见之证，似无容专立法门矣。然亦有杂病轻而痰饮重，则专以痰饮为主治。书有五痰之名，以五脏分主之也。五饮之名，随证见也，其实犹未确当。大抵痰以燥湿为分，饮以表里为别。湿痰滑而易出，多生于脾。脾实则消之，二陈汤，甚则滚痰丸；脾虚则补之，六君子汤。兼寒、兼热，随症加药。燥痰涩而难出，多生于肺。肺燥则润之，贝母瓜蒌散；肺受火刑，不能下降，以致真水上泛，则滋其阴，六味丸。饮有在表者，干呕，发热而咳，面目四肢浮肿，香苏散、五皮饮。饮有在里者，或停心下，或伏两胁，咳则相引而痛，或走肠间，辘辘有声，用小半夏加茯苓汤，随其部位而分治之。此治痰饮之大法也。书云：治痰须理脾。以痰属湿，脾土旺则能胜湿耳。治痰如此，饮亦宜然。然脾经痰饮，当健脾以祛其湿。若肾虚水泛，为痰为饮者，必滋其肾。肾水不足，则用六味丸；若命门真火衰微，寒痰上泛者，则用八味肾气丸，补火生土，开胃家之关，导泉水下流而痰饮自消矣。

二陈汤

半夏　茯苓　陈皮去白，各一钱　甘草炙，五分

生姜二片，大枣二枚，煎服。加人参、白术各一钱，名六君子汤。

滚痰丸　治实热老痰，变生怪证。

大黄蒸片刻　黄芩炒，各四两　青礞石硝煅金色　沉香细锉，各三钱　辰砂细研，水飞，二钱

水叠为丸，辰砂为衣。每服一二钱，开水下。此药但取痰积，并不刮肠大泻，为老痰要药。

贝母瓜蒌散

贝母一钱五分　瓜蒌一钱　花粉　茯苓　橘红　桔梗各八分

水煎服。

香苏散见太阳证。

五皮饮见水肿。

小半夏加茯苓汤见伤寒咳嗽。

六味丸　**十味肾气丸**即八味丸加车前、牛膝。并见类中门。

呕吐哕呃逆

呕者，声与物俱出。吐者，有物无声。哕者，有声无物，世俗谓之干呕。东垣以此三者，皆因脾胃虚弱，或寒气所客，或饮食所伤，以致气逆而食不得下也，香

砂二陈汤主之。然呕吐多有属火者。《经》云：食不得入，是有火也；食入，是有寒也。若拒格饮食，点滴不入者，必用姜水炒黄连以开之，累用累效。至于食入反出，固为有寒，若大便闭结，须加血药以润之。润之不去，宜蜜煎导而通之。盖下窍开，上窍即入也。其有因脾胃虚弱而吐者，补中为主，理中汤。其有因痞积滞碍而吐者，消积为主，和中丸。若命门火衰不能生土者，补火为主，八味丸。

复有呃逆之证，气自脐下直冲上，多因痰饮所致，或气郁所发，扁鹊丁香散主之。若火气上冲，橘皮竹茹汤主之。至于大病中见呃逆者，是谓土败木贼，为胃绝，多难治也。

二陈汤见痰饮　通治呕、吐、哕，随症加减。

前证若脾胃虚弱，加人参、白术。若寒气所侵，加姜、桂，甚加附子。若饮食所伤，加山楂、麦芽、神曲、香附、砂仁、藿香。若饮食冲口而出，不得入者，是为有火，加黄连、山栀。若大便结燥，加当归、黄芩、知母。若有积滞，宜兼服和中丸。

理中汤见中寒。

和中丸见鼓胀。

八味丸见类中。

扁鹊丁香散见伤寒呃逆。

橘皮竹茹汤

陈皮去白，二钱　竹茹一团　半夏　人参　甘草各一钱

水煎服。

三　消

《经》云：渴而多饮为上消，消谷善饥为中消，口渴小水如膏者，为下消。三消之证，皆燥热结聚也。大法：治上消者，宜润其肺，兼清其胃，二冬汤主之；治中消者，宜清其胃，兼滋其肾，生地八物汤主之；治下消者，宜滋其肾，兼补其肺，地黄汤、生脉散并主之。夫上消清胃者，使胃火不得伤肺也；中消滋肾者，使相火不得攻胃也；下消清肺者，滋上源以生水也。三消之治，不必专执本经，而滋其化源则病易痊矣。书又云：饮一溲一，或饮一溲二，病势危急。仲景用八味丸主之，所以安固肾气也。而河间则用黄芪汤和平之剂，大抵肺肾虚而不寒者，宜用此法。又按仲景少阴篇云：肾经虚，必频饮热汤以自救。乃同气相求之理。今肾经虚寒，则引水自灌，虚寒不能约制，故小便频数，似此不必与消证同论，宜用理中汤加益智仁主之。然予尝见伤暑发喘之证，小便极多，不啻饮一而溲二者，用六味加知、柏而效，可见此证又由肾经阴虚而得，治宜通变，正当临证制宜，未可一途而取也。

二冬汤　治上消。

天冬二钱，去心　麦冬三钱，去心　花粉一钱　黄芩一钱　知母一钱　甘草五分　人参五分

荷叶一钱，水煎服。

生地八物汤　治中消。

生地三钱　山药一钱五分　知母一钱五分　麦冬三钱　黄芩一钱　黄连一钱　丹皮一钱五分

荷叶二钱，水煎服。

六味地黄汤见类中。

生脉散

麦冬二钱　人参一钱　北五味十五粒

水煎服。

八味丸即六味丸加桂、附。

黄芪汤　治肺肾两虚，饮少溲多。

黄芪三钱　五味子一钱　人参　麦冬　枸杞子　大熟地各一钱五分

水煎服。

理中汤见中寒。

热　　淋

淋者，小便频数，不得流通，溺已而痛是也。大抵由膀胱经湿热所致。然淋有六种：一曰石淋，下如砂石，有似汤瓶久在火中，底结白碱也，益元散加琥珀末主之。二曰膏淋，滴下浊液如脂膏也，萆薢饮主之。三曰气淋，气滞不通，水道阻塞，脐下妨闷胀痛是也，假苏散主之。四曰血淋，瘀血停蓄，茎中割痛难忍是也，生地四物汤加红花、桃仁、花蕊石主之，或兼服代抵当丸。五曰劳淋，劳力辛苦而发，此为气虚，以至气化不及州都，补中益气汤主之。六曰冷淋，寒气坚闭，水道不行，其证四肢厥冷，口鼻气冷，喜饮热汤是也，金匮肾气丸主之。更有过服金石热药，败精流注，转而为淋者。又老人阴已痿，而思色以降其精，则精不出而内败，以致大小便牵痛如淋，愈痛则愈便，愈便则愈痛，宜用前萆薢饮去黄柏，加菟丝、远志导去其精，然后用六味地黄汤补之方为有益。淋证多端，未可执一而论也。

益元散见类中。

萆薢饮　治膏淋，并治诸淋。

萆薢三钱　文蛤粉研细　石韦　车前子　茯苓各一钱五分　灯心二十节　莲子心　石菖蒲　黄柏各八分

水煎服。

假苏散　治气淋。

荆芥　陈皮　香附　麦芽炒　瞿麦　木通　赤茯苓

各等分为末。每服三钱，开水下。

生地四物汤即四物汤以生地易熟地。方见虚劳。

代抵当丸

生地　当归　赤芍各一两　川芎　五灵脂各七钱五分　大黄一两五钱，酒蒸

砂糖为丸。每服三钱，开水下。

补中益气汤见类中。

金匮肾气丸见水肿。

小便不通关格　孕妇转脬

小便不通，谓之癃闭。癃闭与淋证不同，淋则便数而茎痛，癃闭则小便点滴而难通。东垣云：渴而小便不利者，热在上焦气分也，宜用四苓散加山栀、黄芩等药以分利之。若大便亦闭，加大黄、元明粉之类。不渴而小便不利者，热在下焦血分也，宜用滋阴化气之法，若滋肾丸之类是已。大法：无阳则阴无以生；无阴则阳无

以化。下元真阴不足，则阳气不化，必滋其阴；若下元真阳不足，则阴气不生，必补其阳。譬如水肿鼓胀，小便不通者，服金匮肾气丸而小便自行，阴得阳以生也；复有除桂、附服之而亦效者，阳得阴而化也。此阴阳气化之精义也。

更有小便不通，因而吐食者，名曰关格。《经》云：关则不得小便，格则吐逆。关格者，不得尽其命矣。宜用假苏散治之。

又丹溪治孕妇转脬小便不通者，用补中益气汤，随服而探吐之，往往有效。譬如滴水之器，上窍闭则下窍不通，必上窍开，然后下窍之水出焉。丹溪初试此法，以为偶中，后来屡用屡验，遂恃为救急良法。每见今人治转脬证，投补中益气而不为探吐，且曰古法不效，有是理乎？予尝用茯苓升麻汤治此有验，盖用升麻以举其胎气，用茯苓以利小便，用归、芎以活其胎，用苎根理胞丝之缭乱，此以升剂为通之法也。附录于此，以俟明哲。

四苓散即五苓散去桂枝。方见太阳腑病。

滋肾丸

黄柏炒褐色　知母蒸，各二两　肉桂去皮，一钱

炼蜜丸，如梧桐子大。每服七八十丸，开水下。

金匮肾气丸见水肿。

假苏散见淋证。

补中益气汤见类中。

茯苓升麻汤

茯苓赤、白各五钱　升麻一钱五分　当归二钱　川芎

一钱　苎根三钱

急流水煎服，或琥珀末二钱服更佳。

大便不通大小肠交　遗屎　脱肛

《经》曰：北方黑色，入通于肾，开窍于二阴。是知肾主二便，肾经津液干枯，则大便闭结矣。然有实闭、虚闭、热闭、冷闭之不同。如阳明胃实，燥渴谵语，不大便者，实闭也，小承气汤下之。若老弱人精血不足，新产妇人气血干枯，以致肠胃不润，此虚闭也，四物汤加松子仁、柏子仁、肉苁蓉、枸杞、人乳之类以润之，或以蜜煎导而通之。若气血两虚，则用八珍汤。热闭者，口燥唇焦，舌苔黄，小便赤，喜冷恶热，此名阳结，宜用清药及攻下之法，三黄枳术丸主之。冷闭者，唇淡口和，舌苔白，小便清，喜热恶寒，此名阴结，宜用温药而兼润燥之法，理中汤加归、芍主之。凡虚人不大便，未可勉强通之。大便虽闭，腹无所苦，但与润剂，积久自行，不比伤寒邪热，消烁津液，有不容刻缓之势也。予尝治老人虚闭，数至圊而不能便者，用四物汤及滋润药加升麻，屡试屡验，此亦救急之良法也。

大小肠交，阴阳拂逆也。大便前出，小便后出，名曰交肠，五苓散主之。复有老人阴血干枯，大肠结燥，便溺俱自前出，此非交肠，乃血液枯涸之征，气血衰败之候也。多服大剂八珍汤，或可稍延岁月耳。

遗屎有二证：一因脾胃虚弱，仓廪不固，肠滑而遗者；一因火性急速，逼迫而遗者，宜分别治之。脾虚，理中汤；火盛，芍药甘草汤加黄连。

脱肛亦有二证：一因气虚下陷而脱者，补中益气汤；一因肠胃有火，肿胀下脱者，四物加升麻、黄芩、荷叶之属。

小承气汤见伤寒少阴经证。

四物汤见虚劳。

蜜煎导法见伤寒。

八珍汤见虚劳。

三黄枳术丸见腹痛。

理中汤见伤寒中寒门。

五苓散见太阳腑病。

芍药甘草汤见腹痛。

补中益气汤见类中。

小便不禁

《经》云：膀胱不利为癃，不约为遗溺。所以不约者，其因有三：一曰肝热，肝气热则阴挺失职，书云肝主疏泄是已，加味逍遥散主之。二曰气虚，中气虚则不能统摄，以致遗溺，十补汤主之。大抵老幼多见此证，悉属脬气不固，老人挟寒者多，婴儿挟热者众。挟寒者，用本方；挟热者，六味地黄丸。三曰肾败，狂言反目，溲便自遗者，此肾绝也。伤寒日久见之，多难救。中证见之，随用大剂附子理中汤频灌，间有得生者。盖暴脱者可以暴复，若病势日深，则不可为也。然中证亦有阴虚而遗溺者，不宜偏用热药，治者详之。

加味逍遥散见类中。

十全大补汤见虚劳。

六味地黄丸见虚劳。

附子理中汤见中寒。

便　血

便血证，有肠风，有脏毒，有热，有寒。病人脏腑有热，风邪乘之，则下鲜血，此名肠风，清魂散主之。若肠胃不清，下如鱼肠或如豆汁，此名脏毒，芍药汤主之。凡下血证，脉数有力，唇焦口燥，喜冷畏热，是为有火，宜用前方加黄芩、丹皮、生地之属。若脉细无力，唇淡口和，喜热畏寒，或四肢厥冷，是为有寒，宜用温药止之，理中加归、芍主之。若便久不止，气血大虚，宜用归脾、十全辈统血归经。血本属阴，生于阳气，治者宜滋其化源。

清魂散

荆芥三钱　当归五钱

水煎服。

芍药汤见腹痛。

理中汤见中寒。

归脾汤　**十全大补汤**俱见虚劳。

尿　血

心主血，心气热，则遗热于膀胱，阴血妄行而溺出焉。又肝主疏泄，肝火盛，亦令尿血。清心，阿胶散主之；平肝，加味逍遥散主之。若久病气血俱虚而见此证，八珍汤主之。凡治尿血，不可轻用止涩药，恐积瘀于阴茎，痛楚难当也。

阿胶散

阿胶水化开，冲服，一钱　丹参　生地各二钱　黑山栀　丹皮　血余即乱发，烧灰存性　麦冬　当归各八分

水煎服。

加味逍遥散见类中。

八珍汤见虚劳。

第四卷

遗精

梦而遗者，谓之遗精。不梦而遗者，谓之精滑。大抵有梦者，由于相火之强；不梦者，由于心肾之虚。然今人体薄，火旺者十中之一，虚弱者十中之九，予因以二丸分主之。一曰清心丸，泻火止遗之法也；一曰十补丸，大补气血，俾气旺则能摄精也。其有因诵读劳心而得者，更宜补益，不可轻用凉药。复有因于湿热者，湿热伤肾，则水不清，法当导湿为先，湿去水清，而精自固矣，秘精丸主之。

清心丸 清心火，泻相火，安神定志，止梦泄。

生地四两，酒洗 丹参二两 黄柏五钱 牡蛎 山药 枣仁炒 茯苓 茯神 麦冬各一两五钱 北五味 车前子 远志各一两

用金樱膏为丸。每服三钱，开水下。

十补丸

大熟地四两 当归二两 白芍二两 黄芪四两 人参二两 白术四两 茯苓二两 山药三两 枣仁二两 远志

一两　山萸肉三两　杜仲三两　续断二两　北五味一两　龙骨一两　牡蛎一两

用石斛四两熬膏，和炼蜜为丸。每早开水下四钱。凡使煎剂，仿佛丸方。

秘精丸见虚劳。

赤　白　浊

浊之因有二种，一由肾虚败精流注，一由湿热渗入膀胱。肾气虚，补肾之中必兼利水。盖肾经有二窍，溺窍开，则精窍闭也。湿热者，导湿之中必兼理脾。盖土旺则能胜湿，且土坚凝则水自澄清也。补肾，菟丝子丸主之。导湿，萆薢分清饮主之。或问：浊有赤者何也?答曰：此浊液流多，不及变化也。又或心火盛，亦见赤色。宜加入莲子心、灯心、丹参等药，则愈矣。

菟丝子丸

菟丝子四两　茯苓　山药　沙苑蒺藜蒸　车前子　远志肉去心，甘草水泡，炒，各二两　牡蛎煅，醋淬，一两

用石斛四两熬膏，量加炼蜜为丸。每服三四钱，开水下。

萆薢分清饮

川萆薢二钱　黄柏炒褐色　石菖蒲各五分　茯苓　白术各一钱　莲子心七分　丹参　车前子各一钱五分

水煎服。

黄　疸

黄疸者，目珠黄，渐及皮肤，皆见黄色也。此湿热

壅遏所致，如盦曲相似，湿蒸热郁而黄色成矣。

然湿热之黄，黄如橘子、柏皮，因火气而光彩，此名阳黄。又有寒湿之黄，黄如熏黄色，暗而不明，或手足厥冷，脉沉细，此名阴黄。阳黄者，栀子柏皮汤；若便闭不通，宜用茵陈大黄汤。阴黄者，茵陈五苓散；如不应，用茵陈姜附汤。

其间有伤食者，名曰谷疸；伤酒者，名曰酒疸；出汗染衣，名曰黄汗，皆阳黄之类也。谷疸，胸膈满闷，嗳腐吞酸，以加味枳术汤加茵陈治之，应手辄效。酒疸，更加葛根。黄汗，用栀子柏皮汤加白术。

其间有女劳疸，乃阴黄之类，宜用姜附汤加参、术补之。

复有久病之人及老年人，脾胃亏损，面目发黄，其色黑暗不明，此脏腑之真气泄露于外，多为难治。宜用六君子汤主之。

栀子柏皮汤　茵陈大黄汤　茵陈五苓散　菌陈姜附汤俱见伤寒发黄。

加味枳术汤

白术二钱　枳实　陈皮　麦芽　山楂　茯苓　连翘各一钱　茵陈　荷叶各一钱五分　泽泻五分

水煎服。如兼伤酒加葛根一钱。若便闭，去白术，加菔子、黄芩。

六君子汤见类中。

不　能　食

有风寒食不消者，病气退而食自进。有积滞食不消者，祛其积而食自消。古方神术散、保和汤、枳术丸，皆消积进食之法也。然有脾气虚弱不能消化者，有命门火衰不能生脾土而食不消者。东垣云：胃中元气盛，则能食而不伤，过时而不饥。脾胃俱旺，则能食而肥。脾胃俱衰，则不能食而瘦。坤土虚弱不能消食，岂可更行克伐，宜用六君子、补中益气汤补之。许学士云：不能食者，未可专责之脾，肾经元阳不足，不能熏蒸腐化，譬如釜中水谷，底下无火，其何能熟？火为土母，虚则补其母，庶元气蒸腾，则饮食增益，八味丸主之。世俗每见不能食证，辄用枳、朴、黄连。实者当之犹可，虚人得之，祸不旋踵矣。大凡不能食而吞酸嗳腐，胸膈满闷，未必尽属积食也，多有脾虚、肾弱而致此者，治者详之。

神术散见类中。

保和汤见心痛。

枳术丸见鼓胀。

六君子汤　**补中益气汤**　**八味丸**俱见类中。

不　得　卧

有胃不和卧不安者，胃中胀闷疼痛，此食积也，保和汤主之。有心血空虚卧不安者，皆由思虑太过，神不藏也，归脾汤主之。有风寒邪热传心，或暑热乘心，以致躁扰不安者，清之神自定。有寒气在内而神不安者，温之而神自藏。有惊恐不安卧者，其人梦中惊跳怵惕是也，安神定志丸主之。有湿痰壅遏神不安者，其证呕恶气闷，胸膈不利，用二陈汤导去其痰，其卧立至。更有被褥冷暖太过，天时寒热不匀，皆令不得安卧，非关于病，医家慎勿误治也。

保和汤　归脾汤俱见心痛。

安神定志丸

茯苓　茯神　人参　远志各一两　石菖蒲　龙齿各五钱

炼蜜为丸，如桐子大，辰砂为衣。每服二钱，开水下。

二陈汤见中风。

自汗、盗汗

自汗证，有风伤卫自汗出者，有热邪传里自汗出者，有中暑自汗出者，有中寒冷汗自出者，治法俱见本门。然风火暑热证，自汗太多，犹恐亡阳，尚当照顾元气，矧在虚寒者乎？是以人参、芪、术为敛汗之圣药。挟寒者，则以附子佐之。轻剂不应，则当重剂以投之。设仍不应，则以龙骨、牡蛎、北五味等收涩之品辅助而行，或以人参养荣汤相兼而用。盖补可去弱，涩可固脱，自然之理也。

其盗汗证，伤寒邪客少阳则有之，外此悉属阴虚。古方当归六黄汤药味过凉，不宜于阴虚人。阴已虚而更伤其阳，能无损乎？宜用八珍汤加黄芪、麦冬、五味主之。方有参、芪，以气旺则能生阴也。

人参养荣汤见虚劳。

当归六黄汤

当归　黄芪　黄芩　黄柏　黄连　甘草各等分

水煎服。

八珍汤见虚劳。

癫　狂　痫

《经》云：重阴为癫，重阳为狂。而痫证，则痰涎聚于经络也。癫者，痴呆之状，或笑或泣，如醉如梦，言语无序，秽洁不知。此志愿太高而不遂所欲者多得之，安神定志丸主之。狂者，发作刚暴，骂詈不避亲疏，甚则登高而歌，弃衣而走，逾垣上屋。此痰火结聚所致，或伤寒阳明邪热所发。痰火，生铁落饮、滚痰丸并治之。伤寒邪热，大承气汤下之。痫者，忽然发作，眩仆倒地，不省高下，甚则瘈疭抽掣，目斜口㖞，痰涎直流，叫喊作畜声。医家听其五声，分为五脏。如犬吠声，肺也；羊嘶者，肝也；马鸣者，心也；牛吼者，脾也；猪叫者，肾也。虽有五脏之殊，而为痰涎则一，定痫丸主之。既愈之后，则用河车丸以断其根。以上三证，皆频治取验者也，若妄意求奇，失之远矣。

安神定志丸见不得卧。

生铁落饮

天冬去心　麦冬去心　贝母各三钱　胆星　橘红　远志肉　石菖蒲　连翘　茯苓　茯神各一钱　元参　钩藤　丹参各一钱五分　辰砂三分

用生铁落煎熬三炷线香，取此水煎药，服后安神静睡，不可惊骇叫醒，犯之则病复作，难乎为力。凡狂证，服此药二十余剂而愈者多矣。若大便闭结，或先用滚痰丸下之。

滚痰丸见痰饮。

大承气汤见伤寒少阴证。

定痫丸 男、妇、小儿痫证，并皆治之。凡癫狂证，亦有服此药而愈者。

明天麻一两 川贝母一两 胆南星九制者，五钱 半夏姜汁炒，一两 陈皮洗去白，七钱 茯苓蒸，一两 茯神去木蒸，一两 丹参酒蒸，二两 麦冬去心，二两 石菖蒲石杵碎，取粉，五钱 远志去心，甘草水泡，七钱 全蝎去尾，甘草水洗，五钱 僵蚕甘草水洗，去嘴炒，五钱 真琥珀腐煮灯草研，五钱 辰砂细研，水飞，三钱

用竹沥一小碗，姜汁一杯，再用甘草四两熬膏，和药为丸，如弹子大，辰砂为衣。每服一丸，照五痫分引下。犬痫，杏仁五枚煎汤化下。羊痫，薄荷三分煎汤化下。马痫，麦冬二钱煎汤化下。牛痫，大枣二枚煎汤化下。猪痫，黑料豆三钱煎汤化下。日再服。本方内加人参三钱尤佳。

河车丸

紫河车一具 茯苓 茯神 远志各一两 人参五钱 丹参七钱

炼蜜为丸。每早开水下三钱。

惊 悸 恐

惊者，惊骇也。悸者，心动也。恐者，畏惧也。此三者皆发于心，而肝肾因之。方书分为三门，似可不必。《经》云：东方青色，入通于肝，其病发惊骇。惊虽属肝，然心有主持，则不惊矣。心惊然后胆怯，乃一定

之理。心气热，朱砂安神丸主之。心气虚，安神定志丸主之。悸为心动，谓之怔忡，心筑筑而跳，摇摇而动也，皆由心虚挟痰所致，定志丸加半夏、橘红主之。恐为肾志，亦多由心虚而得。《经》云：心怵惕思虑则伤神，神伤则恐惧自失。十全大补汤主之。若肾经真阳不足以致恐者，更佐以八味丸加鹿茸、人参之类。予尝治惊悸恐惧之证，有用大补数十剂，或百余剂而后愈者，毋谓七情之病而忽视之也。

朱砂安神丸

黄连酒炒，一钱五分　朱砂水飞，一钱　甘草五分　生地黄酒洗，五钱　当归酒拌，二钱

蒸饼丸，绿豆大。每服十丸，开水下。

安神定志丸见不得卧。

十全大补汤见虚劳。

八味丸见类中。

眩　　晕

眩，谓眼黑。晕者，头旋也。古称头旋眼花是也。其中有肝火内动者，《经》云“诸风掉眩，皆属肝木”是也，逍遥散主之。有湿痰壅遏者，书云“头旋眼花，非天麻、半夏不除”是也，半夏白术天麻汤主之。有气虚挟痰者，书曰：清阳不升，浊阴不降，则上重下轻也，六君子汤主之。亦有肾水不足，虚火上炎者，六味汤。亦有命门火衰，真阳上泛者，八味汤。此治眩晕之大法也。予尝治大虚之人，眩晕自汗，气短脉微，其间有用参数斤而愈者，有用附子二三斤者，有用芪、术熬

膏近半石者，其所用方，总不离十全、八味、六君子等。惟时破格投剂，见者皆惊，坚守不移，闻者尽骇，及至事定功成，甫知非此不可。想因天时薄弱，人禀渐虚，至于如此。摄生者，可不知所慎欤！

加味逍遥散见类中。

半夏白术天麻汤

半夏一钱五分　天麻　茯苓　橘红各一钱　白术三钱　甘草五分

生姜一片、大枣二枚，水煎服。

六君子汤　六味汤　八味汤俱见类中。

十全大补汤见虚劳。

健　忘

《经》云：肾者，作强之官，技巧出焉。心者，君主之官，神明出焉。肾主智，肾虚则智不足，故喜忘其前言。又心藏神，神明不充，则遇事遗忘也。健忘之证，大概由于心肾不交，法当补之，归脾汤、十补丸主之。亦有痰因火动，痰客心胞者，此乃神志昏愦，与健忘证稍不相同，法当清心开窍，二陈汤加竹沥、姜汁，并朱砂安神丸主之。

归脾汤　十补丸见虚劳。

二陈汤见中风。

朱砂安神丸见惊悸。

嘈　杂

嘈杂者，躁扰不宁之貌，得食暂已，少顷复嘈。其中有挟痰与火者，则口燥唇焦，脉滑数也，二陈汤加山栀、黄连之类。有脾虚挟痰者，则气促食少，脉小弱也，五味异功散主之。嘈杂之证，治失其宜，变成噎塞者众矣，可不慎乎？更有元气大虚，心中扰乱不安者，名曰虚烦，此与嘈杂不同，当按其虚而重补之。夫病有兼证，各有情形，善治者宜斟酌焉。

二陈汤见中风。

五味异功散见类中。

咽喉口舌齿唇

咽能咽物，通乎地气；喉能纳气，通乎天气。气之呼吸，食之升降，而人命之存亡系焉。咽喉之病，挟热者十之六七，挟寒者十之二三，而风寒包火者，则十中之八九。古人开手一方，只用甘草、桔梗，《三因方》加以荆芥，其他蒡子、薄荷、贝母、川连之类，皆出后人续补。可见咽喉之病，不便轻用凉药，而专主开发升散者，所谓“结者开之，火郁发之”是已。及其火势极盛则清剂方施，结热下焦而攻法始用，非得已也。方书杂称咽喉为三十二证，命名各殊，治法亦异，眩人心目，兹予细加订正，不遗不赘，并选古今治法，而择其平善至效者详列于下，诚以咽喉关要之地，命如悬缕，学者宜致思焉。

一曰喉痹。痹者，痛也。《经》云：一阴一阳结，谓之喉痹。一阴者手少阴心，一阳者手少阳三焦也。心为君火，三焦为相火，二火冲击，咽喉痹痛，法当散之、清之，加味甘桔汤主之。又有非时暴寒，潜伏于少阴经，越旬日而后发，名曰伏气咽痛，谚云肾伤寒是已。法当辛温以散之，半夏桂甘汤主之。复有少阴中寒之重证，寒客下焦，逼其无根失守之火发扬于上，遂致咽痛，其证手足厥冷，脉沉细，下利清谷，但用理中、四逆汤疗寒，而咽痛自止。斯二者寒也，其他悉属热证，不可不知。

二曰缠喉风。咽喉肿痛胀塞，红丝缠绕，故名缠喉风。其证口吐涎沫，食物难入，甚则肿达于外，头如蛇缠。先用黄齑汁调元明粉少许，灌喉中，搅去其痰，次用蜜水润之。若齑汁不能拔痰，则用土牛膝连根捣烂，和酸醋灌之。如或顽痰胶固，吐仍不出，咽喉胀闭不通，滴水难入者，则用解毒雄黄丸，极酸醋磨下七丸，自然得吐而通。既通，可用牛黄清心丸、加味甘桔汤。如或肿势达外，延及颈项头面，红如火光，药力难敌，急用磁锋砭去恶血，用鸡子清调乳香末润之，立瘥。或用芭蕉根汁润之，以解其毒。若口中肿胀紫黑，急用银针刺去其血，或用小刀点之，随以淡盐汤洗之，吹上冰片散。更有肿在喉里，针法难施，急于手少商穴出血，则喉花自开，仍以解毒雄黄丸灌之，自然通透。此等病势危恶，非吐痰、解毒煎丸并进，刀针、砭石按法善施，鲜克有济也。治此者，平时揣摩纯熟，临证庶能措手，幸毋轻忽怠缓以误人也。少商穴，在手大拇指内侧，去爪甲一韭叶许，针时用布针针之。

三曰走马喉风。喉舌之间，暴发暴肿，转肿转大，名曰走马喉风，又名飞疡。不急治，即杀人。用小刀点出血，淡盐汤洗之，吹以冰片散，仍服加味甘桔汤，加金银花一二两。若牙关紧急，则用搐鼻散吹鼻中，随以解毒雄黄丸醋磨灌之，太乙紫金丹亦佳。紫金丹治咽喉等证，无往不神验也。

四曰缠舌喉风。硬舌根而烂两旁，急服加味甘桔汤，吹以冰片散，缓则不救。若有烂处，以头发作帚子，用甘草汤洗净，然后吹药。

五曰双单乳蛾。状如乳头，生喉间，一边生者，名单乳蛾，两边生者，名双乳蛾。宜用韲菜汁调元明粉，灌去痰涎，吹以冰片散，随服甘桔汤，自应消散。若不消，以小刀点乳头上出血，立瘥。凡针乳蛾，宜针头尾，不可针中间，鲜血者易治，血黑而少者难痊。凡用刀针，血不止者，用广三七末，嚼敷刀口上即止。凡使刀针，不可误伤蒂丁，损则不救。慎之！慎之！

六曰喉疔。形似靴钉，但差长耳。先用小刀点刺，随用冰片散吹之，以甘桔汤多加菊花煎饮之。菊花连根带叶，皆消疔之圣药也。每用四两，煎汤顿服，一切疔肿皆散，自然汁尤效。

七曰木舌、重舌、莲花舌。此皆心火炽盛致然也，用水少去舌上白垢，若有黑处，用小刀点破，去瘀血，吹冰片散，服甘桔汤加黄连。若莲花舌，靠牙而起数峰，中不可针，宜针两旁。针中间，恐伤舌下根，伤则不能收功。凡口内使刀针，有两处不可伤，一蒂丁，二舌下根，切记不可伤之。至要！至要！又舌衄证，出血不止，于甘桔汤内倍加生地、丹皮主之。冰片散亦可吹。

八曰悬痈。生于上腭，形如紫李，此脾经蕴热所致，不急治，恐毒气上攻脑，则不可救。宜用银针针破痈头，用盐汤搅净瘀血，然后吹以冰片散，仍服加味甘桔汤。

九曰兜腮痈。生腮下，绕喉壅肿。先用蘸汁调元明粉，搅去其痰，再看其紫黑处针之，以盐汤搅去其血，吹以冰片散，仍服甘桔汤。若饮食不入，急用解毒雄黄丸醋磨下七丸。大凡腮痈，脓从口中出者易治，脓从腮外出者难痊，穿破故也。

十曰喉疮。少阴肾经阴火上冲也。宜用蘸汁搅去其痰，若疮势灌脓，以银针挑破之，随用荆芥汤洗之，再吹冰片散，饮以甘桔汤。其上腭生疮，脾热也，舌上生疮，心热也。吹服如前法。

十一曰走马牙疳。牙间红肿，渐变紫黑臭秽，此胃经湿热也。以午后年干漱之，再吹同气散，速服清胃散。

十二曰牙痈。牙边肿痛如豆大，脾胃二经湿热也。可用小刀点破之，吹以冰片散，仍服清胃散。又牙宣证，牙根尽肿，宣露于外，或齿衄不止，并服前方。仍用陈茶、薄荷、金银花等频服之，再用冰片散搽之。

十三曰喉瘤。生于喉旁，形如圆眼，血丝相裹，此肺经蕴热所致。不可用刀针，宜吹麝香散，服甘桔汤，切忌多言耗神。有一人口内生肉球，有根线长五寸余，吐球出方可饮食，以手轻捻，痛彻至心，因用疏风降火药，每服加麝香五分，仍用麝香散吹之，三日根化而愈。

十四曰茧唇。唇上起小泡，渐肿渐大如茧，此心脾郁热所致。初起时，即用艾绒如麦粒大灸之，仍服甘桔汤，加香附、远志之类。

十五曰肺绝喉痹。凡喉痹日久，频服清降之药，以致痰涎壅于咽喉，声如曳锯。此肺气将绝之候也，法在难治。宜用人参膏，加橘红汤纵饮之。设无参膏，即用独参汤加橘红亦可，每参一钱，用橘红一分。早服者，可救十中之二三，迟则不救矣。或用四君子汤亦佳。

十六曰经闭喉肿。女人经水不调，壅塞经脉，亦令喉肿，宜用四物汤加牛膝、茺蔚子、香附、桃仁之类。俾经脉流通，其肿自消也。

又有梅核气证，男妇皆同，喉中如有物，吞不入，吐不出，宜用甘桔汤加苏梗、橘红、香附、金沸草之类，渐次可愈。

凡治咽喉、口舌之证，初则疏风解毒，继则滋水养阴，若元气渐虚，急顾脾胃。如六味滋水，四君补脾，皆为要药，否则真气亏败，势难挽矣。治者审之！

加味甘桔汤

甘草三钱，炙　桔梗　荆芥　牛蒡子炒　贝母各一钱五分　薄荷三分

水煎服。若内热甚，或饮食到口即吐，加黄连一钱。若口渴，唇焦舌燥，便闭溺赤，更加黄柏、黄芩、山栀、黄连。若有肿处，加金银花五钱。

半夏桂甘汤见伤寒咽痛。

理中汤　四逆汤见中寒。

解毒雄黄丸

明雄黄一两，水飞　郁金一两　巴豆三十五粒

共为末，醋和丸，如黄豆大。每服五七丸，清茶下，吐出涎立醒。如未吐，再服。倘人事昏愦，心头温者，急急研末灌之。

牛黄清心丸

牛胆南星九制者，一两　麝香五分　珍珠五分　黄连二钱　防风一钱　荆芥二钱　五倍子一钱　桔梗一钱　元参三钱　茯神一钱　天竺黄二钱　明雄黄二钱　当归一钱　犀角末二钱　辰砂二钱，水飞

上为细末，和匀，甘草四两熬膏为丸，如龙眼大，辰砂为衣，日中晒干，入磁瓶中，紧塞，勿走气。临服薄荷汤化下一丸。

冰片散

冰片一钱　硼砂五钱　明雄黄二钱　黄柏蜜炙，三钱　靛花二钱　甘草炙，三钱　鸡内金既鸡肫皮，烧存性，一钱　人中白煅，五钱　川黄连二钱　元明粉二钱　铜青煅，五分　蒲黄炒，三钱

共为极细末，吹患处。一方加牛黄、熊胆、珍珠各一钱，儿茶八分，麝香三分。

搐鼻散见中风。

紫金丹　解诸毒，疗疮肿，主用极弘，立见奇效，凡居家出入，远游仕宦者，不可缺此。

山慈菇洗净，二两　五倍子捶破，洗净，二两　千金子去壳，去油，净，一两　红芽大戟去芦根，洗净，焙干为末，一两五钱　明雄黄三钱　朱砂三钱，水飞　麝香当门子，三钱

以上药，于净室中制为极细末，候端午、七夕，或

天、月二德日，合起，以糯米浓粥汤和匀，杵千下。凡合药，切忌妇人、鸡犬见。每锭一钱。每服一锭或半锭，开水磨服。病在上者必吐，在下者必利。吐利后，以温粥补之。

一治饮食药毒、蛊毒、菌毒、河豚中毒，自败牛、马、猪、羊等肉，人误食之，必胀闷昏倒，急用水磨一锭灌之，或吐或泻，其人立苏。

一南方山岚瘴气，雾露水湿，自人感之，即觉满闷呕恶，憎寒壮热，随用开水磨服数分，即愈。

一治痈疽发背，对口疔疮，天蛇毒，杨梅疮。并用无灰清酒磨服，外用醋磨涂疮上，日夜数次，觉痒而消。

一治喉痹、喉风、喉疔、乳蛾等证。并用薄荷煎汤磨服一锭，即见消散。

一治绞肠痧、乌痧胀，通腹搅痛非常。用清水磨服一锭，即愈。

一治妇人邪气鬼胎。用石菖蒲煎汤，磨服一锭，即消。

一治自缢、溺水、魇梦、鬼魅迷人。但心头温者，俱用生姜汁磨服一锭，立苏。

一治恶蛇、疯犬、毒蝎、溪涧诸恶虫伤人，随即发肿，攻注走痛，或昏闷喊叫，命在须臾。急用清酒磨下一锭，仍取他人口涎磨敷患处，再服葱汤一大碗，被盖出汗，其人必活。

一治天行时疫，延门传染。用米醋磨，浓涂鼻孔中，仍以开水服少许，即不传及。

一治传尸劳瘵，诸药不效。每早用清水磨服一锭，三日即下恶物。有一女子患瘵证，方士教服此，片时吐下小虫十余条，后服苏合香丸，其病顿愈。以此相传，活人不计其数。此真济世卫生之宝药也。

午后年干漱口方

午后汁即白马粪也。如一时不办，预取为末，临时水泡取汁亦得　万年干即粪碱也。用新瓦合盖，烧灰存性，为末

用年干三钱，和午后汁二钟，漱口，去疳毒，再用同气散吹之。

同气散

五谷虫洗净，焙干，三钱　人中白三钱　黄连去须　薄荷叶　细辛　硼砂各一钱　真青黛二钱　冰片二分

共为细末，掺齿缝中。

清胃散

升麻一钱　生地二钱　黄连　连翘　丹皮各一钱

水煎服。

冰黄散　止牙痛，神效。

牙硝三钱　硼砂三钱　明雄黄二钱　冰片一分五厘　麝香五厘

共为末，每用少许擦牙。

麝香散

真麝香二钱　冰片三分　黄连一钱

共为末。一日夜吹五六次。

四君子汤　**四物汤**俱见虚劳。

六味汤见类中。

目

目有五轮，合乎五脏。眼眶属脾，为肉轮。红丝属心，为血轮。白色属肺，为气轮。青色属肝，为风轮。瞳人属肾，为水轮。是知目者，五脏精华之所系也。目疾专家呼为七十二证，著之问答，其实重叠者多，总不若辨明虚实为的当。凡目疾暴赤肿痛，畏日羞明，名曰外障，实证也。久痛昏花，细小沉陷，名曰内障，虚证也。实者由于风热，虚者由于血少。实则散风泻火，虚则滋水养阴。然散风之后，必继以养血，《经》曰“目得血而能视”也。养阴之中，更加以补气，《经》曰“气旺则能生血”也。治外瘴者，蒺藜汤、蝉花无比散散之。若兼饮食所伤，加消导药。如大便久闭不通，四顺清凉饮下之。治内瘴者，逍遥散、明目地黄丸补之。若兼气虚，益气聪明汤主之。且如初起翳障，只须服药散之，不可遽用点药，恐病反深痼。当用天然水乘热频洗之，热能散风，水能制火故也。水中不用一味药，盖目不染尘，药汁入目，亦见羞涩。更忌刀针刺血、割肉及点硇、砒之类，真为行险侥幸。刺血者，恐伤肉。用硇、砒，恐溃烂不息。惟宜珍珠散点之，乃眼药中之至宝也。再者，凡用散药，不可太过以伤其血；用补气药，不可太过以助其火。又不宜过用寒凉，使血脉凝结，反生青黄之障膜。温存肝肾，调剂和平，而目疾自能全愈矣。

蒺藜汤　治暴赤肿痛。

白蒺藜麸炒，去刺，研，一钱五分　羌活　防风各七

分　甘草炙，五分　荆芥　赤芍各一钱　葱白连须用，二段

水煎服。若伤煎炒炙爆之物，加连翘、山楂、黄连。若伤酒，更加葛根。

蝉花无比散　通治男、妇、小儿远近目疾，赤肿胀痛，或目胞风粟痒痛，或翳膜遮睛，或眼眶赤烂，或鳖睛胬肉，或瞳人突出，或拳毛倒睫，或小儿痘疹风眼，并皆治之，其应如响。

蝉退去足，二两　羌活一两　川芎　石决明盐水煮一时　防风　茯苓　赤芍各一两五钱　白蒺藜麸炒，去刺，八两　甘草炙　当归各三两　苍术米泔水浸，切片，陈土炒，一两

共为细末。食后米汤调服三钱。忌生冷、油面、煎炒诸物。

四顺清凉饮

当归　赤芍　甘草　大黄各一钱，如不行，加一钱

水煎服。

逍遥散见类中。

明目地黄丸　治内障，隐涩羞明，细小沉陷。

生地一斤，酒洗　牛膝二两　麦冬六两　当归五两　枸杞子三两

用甘菊花八两熬膏，和炼蜜为丸。每服三钱，开水下。

益气聪明汤　治气虚目不明。有人目忽不见，丹溪用参膏治之，服参数斤余而复，此气脱也。予谓血脱者，亦应照此治例，《经》曰“血脱益气”是也。

黄芪一钱五分　人参五分　白术一钱　炙甘草五分　升麻三分　柴胡三分　蔓荆子五分　当归　白芍各八分　陈皮三分　大枣二枚

水煎服。

天然水　用洁净开水，以洁净茶盏盛之。用洁净元色绢片，乘热淋洗。洗后，水混浊换水再洗，及洗至水清无垢方止，如此数次即愈。水内并不用药，故曰天然水也。

珍珠散　古歌曰：不用刀针割，全凭此药方。

珍珠一钱五分　玛瑙一钱五分　琥珀一钱五分　珊瑚一钱五分。以上四味，俱用豆腐煮过再研　硼砂五分　熊胆五分，用笋壳盛，烘脆，为末　龙脑四分　麝香二分五厘　瓜竭七分五厘　朱砂细研水飞，七分五厘　黄连末去须、芦，研细，五分　明乳香箬上炙干，五分　没药箬上炙干，五分　炉甘石一两五钱，按法炮制为主

以上诸药，各为细末，用上细粉罗筛过，再照分数秤定，合为一处，研万匝，复以棉纸筛下，磁罐收贮听用，其效如神。

制炉甘石法：择上上甘石半斤，用倾银铺内大紫土罐一个，入甘石在内，外用紫土泥封口，择一净室，于地上安大铁钉三根，将罐搁稳，四周用栗炭覆盖，上下起火，自早至晚为度，研细，粉罗筛下，水飞。仍候药水制，再用：

鹅不食草　黄连　黄柏　黄芩　当归　生地　栀子　连翘　赤芍　薄荷　大黄　细辛　白芷　羌活　独活　甘草　胆草　红花　杏仁　白菊　防风　荆芥　蔓荆子

蕤仁各一钱　桃叶　桑叶　枇杷叶　槐叶　杏叶各七片

入水二大碗，煎至一碗，去渣，入金银箔各七张，再熬至一盅，用煅过炉甘石二两，入洁净铜器内，和匀、隔汤煮干，取起，再入金银箔各加七张，择清爽天气，露一宿，晒一日，迎日月之精华，配药方有神验。

其甘石认法，形如羊脑，白如雪，松如花，方美。若沉重黑暗，即不堪用，用亦无功，而且有损，慎之！

一方用炉甘石二钱，制过，朱砂、硼砂各五分，研细常点，亦效。

面

《经》云：足阳明之脉，络面下于鼻。凡面上浮肿而痛者，风也。书云：面肿为风，足肿为水。宜用升麻葛根汤加白芷主之。若兼挟水湿，加入五皮饮为至妙也。然又有黄胖面肿者，湿热也；有痿黄虚浮者，脾虚也。湿热，和中丸主之。脾虚，六君子汤主之。若面上生疮如水痘，蔓延不止者，黄柏散敷之即愈。

升麻葛根汤见伤寒阳明经证。

五皮饮见水肿。

和中丸见鼓胀。

六君子汤见类中。

黄柏散　黄柏一块，猪胰涂，炙酥，为末。湿者干掺，干者麻油调搽。

瘰　疬

瘰疬者，肝病也。肝主筋，肝经血燥有火，则筋急而生瘰。瘰多生于耳前后者，肝之部位也。其初起即宜消瘰丸清散之。不可用刀针及敷溃烂之药。若病久已经溃烂者，外贴普救万全膏，内服消瘰丸并逍遥散，自无不愈。更宜戒恼怒，断煎炒，及发气、闭气诸物，免致脓水淋漓，渐成虚损。患此者可毋戒欤！

消瘰丸 此方奇效，治愈者不可胜计。予亦刻方普送矣。

元参蒸 牡蛎煅，醋研 贝母去心，蒸，各四两

共为末，炼蜜为丸。每服三钱，开水下，日二服。

普救万全膏见痹门。

逍遥散见类中。

鼻

《素问》曰：西方白色，入通于肺，开窍于鼻。鼻塞者，肺寒也；鼻流清涕者，肺风也，香苏散散之。若鼻中常出浊涕，源源不断者，名曰鼻渊。此脑中受寒，久而不散，以致浊涕常流，如泉水之涓涓耳。然鼻渊初起，多由于寒，日久则寒化为热矣。治宜通窍清热，川芎茶调散主之。更有鼻生息肉，名曰鼻痔，臭不可近，痛不可摇，宜用白矾散少许点之，顷刻化水而消。又鼻中流血不止，名曰鼻衄，四生丸、生地六味汤主之。如不止，加犀角。

香苏散见太阳经证。

川芎茶调散

川芎酒拌 荆芥 白芷 桔梗炒 甘草 黄芩酒炒 川贝母去心，各一两 黑山栀二两

共为细末。每服二钱，食后陈松萝细茶调下，日三服。

白矾散

白矾煅枯，二钱　硇砂五分

共为细末。每用少许，点鼻痔上，即消。

四生丸　生地六味汤俱见虚劳。

耳

耳者，肾之外候。《中藏经》曰：肾者，精神之舍，性命之根，外通于耳。然足厥阴肝、足少阳胆经，皆络于耳。凡伤寒邪热耳聋者，属少阳证，小柴胡汤主之。若病非外感，有暴发耳聋者，乃气火上冲，名曰气闭耳聋，宜用逍遥散加蔓荆子、石菖蒲、香附主之。若久患耳聋，则属肾虚，精气不足，不能上通于耳，宜用六味地黄丸加枸杞、人参、石菖蒲、远志之类。其患耳鸣，如蝉声，如钟鼓声，皆以前法治之。若风热相搏，津液凝聚，变为聤豆抵耳之患，或脓水淋漓，或痒极疼痛，此皆厥阴肝经风热所至，宜用加味逍遥散去白术，加荷叶、木耳、贝母、香附、菖蒲之属，外用红绵散吹之。若耳内生疮，并用前药加金银花主之。又百虫入耳，宜用猫尿滴之，次则葱汁犹可。若用麻油，恐虫陷耳中不得出也。又法，以猪肉炙香，置耳边，诈就寝，令虫闻肉香，则出矣。

小柴胡汤见少阳经病。

逍遥散见类中。

六味地黄丸见虚劳。

红棉散

白矾二钱　胭脂一钱，烧灰存性

上研匀。先用棉杖子搅去脓水，更另用棉杖子蘸药掺入耳底，即干。若聤豆抵耳，加麝香五厘。

痔　疮

方书有牝、牡、虫、血之异名，而其实皆大肠经积热所致。大法宜用石菖蒲、忍冬藤煎水，以瓦罐盛药，对痔熏透，然后倾入盆中浸洗之，冷则加水。如此频频熏洗，并服加减六味丸及国老散，自然渐次消散，可免刀针药线之苦，此亦医痔之良法也。又肛门之前，肾囊之后，此间若有肿胀出脓，名曰悬痈，又名海底漏，最难收功。若生于肛门之两旁，则曰脏毒，较悬痈为轻耳，并用前药主之。此证皆由肾水不足、相火内烁庚金而致然也，患者速宜保养真元，用药扶持，庶可延生，幸毋忽视是祷。

加减六味丸

大熟地九蒸晒　大生地酒洗，各三两　山药乳蒸　茯苓乳蒸　丹皮酒蒸，各一两五钱　泽泻盐水蒸，一两　当归酒蒸　白芍酒炒　柏子仁去壳，隔纸炒　丹参酒蒸，各二两　自败龟版浸去墙，童便炙酥，研为极细末　远志去心，甘草水泡，蒸，各四两

共为末，用金钗石斛四两、金银花十二两熬膏，和炼蜜为丸。每早淡盐汤下四钱。

国老散　治悬痈、脏毒，神效。

甘草七段，用急流水一碗浸之，炙干，又浸又炙，

以水尽为度，研细末。每日空心开水调下一钱。忌煎炒、烟、酒、炙煿、辛辣发气等物。

内　　痈

口中咳，胸中隐隐而痛，吐痰腥臭者，肺痈也，桔梗汤主之。当脐而痛，腹皮膨急，溺数如淋，转侧摇之作水声者，肠痈也，千金牡丹皮散主之。胃脘胀痛，手不可按，时吐脓者，胃脘痈也，忍冬汤主之。书云：呕家有脓不须治，呕脓尽自愈。是胃脘痈之已溃者，不须治也。

桔梗汤见虚劳。

千金牡丹皮散

丹皮五钱　苡仁五钱　瓜蒌仁一钱五分　桃仁去皮尖及双仁者，十二枚，研

水煎服。若大便闭结不通，加大黄一钱五分，当归三钱，得利，止后服。

忍冬汤　一切内外痈肿，皆可立消，但宜早服。

金银花四两　甘草三钱

水煎，顿服。能饮者，用酒煎服。

诸　　虫

虫之名有九，而犹不足以尽其状也，然总不外乎湿热所生。凡物湿蒸热郁，则生虫矣。书云：虫长尺许，则能杀人。虫痛贯心，伤人甚速，宜急治之，追虫丸主之。但胃寒吐蛔，宜用理中安蛔散，与治别虫之法不同，医者志之。

追虫丸

大黄酒拌，三蒸三晒，一两　木香五钱　槟榔一两　芜荑去梗，一两　白雷丸一两　白术陈土炒，七钱　陈皮七钱　神曲炒，五钱　枳实面炒，三钱五分

上为末，用苦楝根皮、猪牙皂角各二两，浓煎汁一碗，和前药为丸，如桐子大。每服五十丸，空心砂糖水送下。若大便不实者，本方内除大黄。

理中安蛔散见中寒。

又方，用榧子数斤，陆续去壳，空心服一二十枚。一月之后，其虫尽去，神色大转矣。

蛊　毒

岭南之地，多有埋蛊害人之法，其法取毒物之毒，暗置饮食中，其人即中毒矣。但中毒之人，不知解法，发时即不可救，惟太乙紫金丹可以立解之。是以远游川广，不可无此药。

紫金丹见咽喉。

五　绝

五绝者，一自缢，二摧压，三溺水，四魇魅，五服毒也。

自缢者，自旦至暮，虽已冷必可治；自暮至旦则难治，阴气盛也。然予尝见自暮至旦而犹救活者，不可轻弃也。救治之法，先将人抱下，以被褥塞住谷道，次将绳索徐徐解去，不得遽然截断，然后将手按摩胸膛。若有气从口出，微有呼吸，即以好肉桂心二三钱，煎汤灌

之。若已僵直，令两人以竹管吹其两耳，然后以半仙丸纳鼻孔中，并研末吹入耳中。但心头温者，虽一日犹可活也。

摧压者，或坠堕、压覆、打伤，心头温者，皆可救也。将本人如僧打坐，令一人提住头发，用半仙丸纳入鼻中，并以广三七二三钱，煎酒灌之。青木香煎酒灌之亦佳。

溺水者，捞起，以其人横伏牛背上，如无牛，以凳代之，沥去其水，用半仙丸纳入鼻中，或用搐鼻散吹之，仍以生姜自然汁灌之，但鼻孔无血出者，皆可救也。

魇魅者，梦而不醒也。此浊气顽痰闭塞所致。先用通天散吹鼻中，随用苏合香丸灌之，或用韭根捣汁灌之，或用姜汁、或用葱白酒灌之。但卧处原有灯则存，如无灯，切不可以灯照其面，只可远远点灯耳。一法，令人痛咬其大拇指，而唾其面，即活。

服毒者，砒信为重也。用小蓟根捣汁饮之，立救。或用黄矾散治之，据云奇效。

又救自刎法，若喉管未断，急以麻线缝定，用金疮药厚敷之，以布缠定，旬日自愈。

半仙丸

半夏为末，水丸，如黄豆大。每用一丸，纳鼻中，男左女右。

搐鼻散见真中风。

黄矾散

大黄一两　明矾五钱

共为末。每服三四钱，冷水调下。

天下第一金疮药 凡刀斧损伤，跌扑打碎，敷上即时止痛止血，更不作脓，胜于他药多矣。其伤处不可见水。予制此药普送，因路远者一时难取，故刻方广传之。今并笔之于书，则所传益广矣。各乡有力之家，宜修合以济急也。

雄猪油一斤四两，熬化，去渣　松香六两，熬化，去渣　黄蜡六两，熬化，去渣　面粉四两，炒、筛　樟脑三两，研极细　麝香六分　冰片六分　血竭一两　儿茶一两　乳香一两，箬皮上烘去油　没药一两，箬皮上烘去油

以上药研极细，先将猪油、松香、黄蜡三味熬化，合为一处，待将冷，再入药末搅匀，磁瓶收贮，不可泄气，用时即知其神妙也。

又方，用降真香为末，敷上即愈。广三七末，敷之亦效。

第五卷

妇人门

妇人之证，多与男子同，惟经带胎产，与男子异耳。兹特举其异者，详述于后，以备参考。其同者，悉照前法主之，不复赘及。

月经不调

经，常也，一月一行，循乎常道，以象月盈则亏也。经不行，则反常而灾沴至矣。方书以趱前为热，退后为寒，其理近似，然亦不可尽拘也。假如脏腑空虚，经水淋漓不断，频频数见，岂可便断为热？又如内热血枯，经脉迟滞不来，岂可便断为寒？必须察其兼症，如果脉数内热，唇焦口燥，畏热喜冷，斯为有热。如果脉迟腹冷，唇淡口和，喜热畏寒，斯为有寒。阳脏阴脏，于斯有别。再问其经来，血多色鲜者，血有余也；血少色淡者，血不足也；将行而腹痛拒按者，气滞血凝也；既行而腹痛，喜手按者，气虚血少也。予以益母胜金丹及四物汤加减主之，应手取效。

益母胜金丹

大熟地砂仁酒拌，九蒸九晒　当归酒蒸，各四两　白芍酒炒，三两　川芎酒蒸，一两五钱　丹参酒蒸，三两　茺蔚子酒蒸，四两　香附四两，醋、酒、姜汁、盐水各炒一两　白术四两，陈土炒

以益母草八两，酒水各半熬膏，和炼蜜为丸。每早开水下四钱。血热者，加丹皮、生地各二两。血寒者，加厚肉桂五钱。若不寒不热，只照本方。

四物汤见虚劳　调经养血之要药，其地黄须九蒸九晒，方能取效，否则滞膈生痰，妨碍饮食，乃制药之过，非立方之罪也。血热者，加丹参、丹皮、益母草。血寒者，加桂心、牛膝。经行而腹痛拒按者，加延胡、香附、木香。经既行而腹痛喜按者，加人参、白术；血少色淡者，亦并加此。若腹中素有痞，饮食满闷者，本方内除熟地，专用三物加丹参、陈皮、香附之属。

室女经闭成损

妇人经闭，其治较易，室女经闭，其治较难。妇人胎产乳子之后，血气空虚，经水一时不至，俟其气血渐回，而经脉自通矣。室女乃浑全之人，气血正旺，不应阻塞，其闭也，若非血海干枯，则经脉逆转。血海枯，则内热咳嗽，鬓发焦，而成怯证。经脉逆转，则失其顺行之常，而为吐为衄。夫血以下行为顺，上行为逆，速宜调其经脉，俾月水流通，庶几可救，予以益母胜金丹加牛膝主之。若其人肝经怒火炽盛者，则颈生瘰疬，或

左胁刺痛，更佐以加味逍遥散及消瘰丸。若其人脾气虚弱，不能消化饮食，血无从生，更佐以五味异功散。若其人精神倦怠，晡热、内热，此气血两亏，无经可行，更佐以八珍汤。此治室女经闭之良法。倘妄行霸道，破血通经，其不偾事者几希矣。

益母胜金丹见前。

加味逍遥散见类中。

消瘰丸见瘰疬门。

五味异功散见虚劳。

八珍汤见虚劳。

暴崩下血

《经》云：阴虚阳搏谓之崩。此言热迫血而妄行也。又曰：阳络伤则血外溢，阴络伤则血内溢。外溢者从上出，内溢者从下流也。病人过于作劳，喜怒不节，则络脉伤损而血妄行矣。前证若因热迫血而妄行者，用加味四物汤。若因络脉伤损者，用八珍汤。若瘀血凝积，佐以独圣丸。若因肝经火旺不能藏血者，加味逍遥散。若因脾气虚不能统血者，四君子汤加归、芍主之。若因思虑伤脾不能摄血归经者，归脾汤。若气血两亏，血崩不止，更用十全大补汤。丹溪云：凡血证，须用四君子之类以收功。若大吐大下，毋以脉论，当急用独参汤救之。若潮热、咳嗽、脉数，乃元气虚弱假热之象，尤当用参、术调补脾土。若服参、术不相安者，即专以和平饮食调理之。此等证候，无不由脾气先损，故脉息虚浮而大，须令脾胃健旺，后天根本坚固，乃为可治。设或过用寒凉，复伤胃气，反不能摄血归经，是速其危也。

加味四物汤本方内加丹皮、阿胶、黄芩、黑山栀。方见虚劳。

八珍汤见虚劳。

独圣丸　治瘀血凝积，瘀血不去则新血不得归经，此丸主之。虚人以补药相间而用。

五灵脂去土、炒烟尽

为末，醋丸，绿豆大。每服一二钱，淡醋水下，清酒亦得。

加味逍遥散见类中。

四君子汤　**归脾汤**　**十全大补汤**并见虚劳。

带　下

带下之证，方书以青、黄、赤、白、黑，分属五脏，各立药方。其实不必拘泥，大抵此证不外脾虚有湿。脾气壮旺，则饮食之精华生气血而不生带。脾气虚弱，则五味之实秀生带而不生气血。南方地土卑湿，人禀常弱，故浊带之证，十人有九，予以五味异功散加扁豆、苡仁、山药之类，投之辄效。倘挟五色，则加本脏药一二味足矣。夫带证似属寻常，若崩而不止，多至髓竭骨枯而成损。治此者，宁可忽诸！

五味异功散见虚劳。

健脾止浊带。前证若专下白色，属肺，倍用苡仁。若兼赤色，属心，加丹参、当归。若兼青色，属肝，加柴胡、山栀。若兼黄色，属脾，加石斛、荷叶、陈米。若兼黑色，属肾，加杜仲、续断。若脉数有热，加炒黄柏、莲子心。若脉迟厥冷，加黑姜、大枣。

求　嗣

子嗣者，极寻常事，而不得者，则极其艰难。皆由男女之际，调摄未得其方也。男子以葆精为主，女子以调经为主。葆精之道，莫如寡欲。远房帏，勿纵饮，少劳神，则精气足矣。如或先天不足，则用药培之。大抵左尺无力，或脉数有热，此真水虚也，六味丸合五子丸，以补天一之水。若右尺无力，或脉迟厥冷，此真火衰也，八味丸合五子丸，以补地二之火。若二尺俱无力，或中气馁弱，是水火两亏，气血并虚也，用十补丸合五子丸而大补之。倘精薄不凝，更加鱼鳔、鹿角胶之属。精不射远，更用黄芪斤许熬膏为丸，以益其气，此治男子之法也。

调经之道，先在养性。诗云：妇人和平，则乐有子。和则气血不乖，平则阴阳不争，书云“和平之气，三旬一见”是已。如或经事愆期，则用药调之。大抵先期而至，或脉数有热，此血热也，益母胜金丹加生地、丹皮主之。若后期而至，或脉迟厥冷，此血寒也，益母胜金丹加肉桂主之。若将行而腹痛者，是气滞也，更加顺气之药。若食少气虚，面色㿠白，四肢无力，是为气血两亏，即用前方减香附一半，加人参、黄芪、河车、茯神、枣仁、远志之属。俾其气血充旺，则经脉自调。譬如久旱不雨，河道安得流通，河道不通，而欲其润泽万物，不亦难乎？女人经水不通，或淋漓希少，而欲其生子，何可得耶？此论女子之治法也。

是以葆精之道，责之男子，调经之要，责之女子。各有病处，须细心体认，不可蒙混而失生生之理也。求嗣者，念之哉！

六味合五子丸

大熟地八两　山药四两　山萸肉四两　茯苓　丹皮　泽泻各三两　枸杞子　菟丝子各四两　五味子　车前子　覆盆子各二两

石斛六两，熬膏，和炼蜜为丸。每早开水下四钱。

八味丸见类中门。

十补丸即十全大补汤为丸。见虚劳。

益母胜金丹见月水不调。

转女为男说

《易》曰：乾道成男，坤道成女。乾刚用事，得阳气之专者则多男。坤柔用事，得阴气之全者则多女。此定理也。男子平时清心寡欲，养其乾健之体，则所感而生男矣。至于受胎时日之法，谓断经一二日感者成男，三四五日感者成女。诚以一二日间阴气方亏，则阳气当胜，故生男。三四五日阴血既回，则阳气不胜，故生女。此乾坤之性情，刚柔之体用也。今方家备载转女为男之法，有束皮革者，有佩雄黄者，有暗藏雄鸡羽于席下者，有暗藏斧于床下而系刃向下者，种种诸法，或验或不验。其验者，安知其非幸中耶？终不若讲究本原为合理也。

如或男女命运乖舛，速宜修德以祈之，广积阴功，多行善事，三年五载，勤勉不怠，自应得男。更兼戒杀放生，则所生男益当聪明长寿。冥冥中有主之者，未可徒恃于药，而归怨于命也。求男者，理应警听吾言。

诊妇人有孕法

《经》谓：妇人有孕者，身有病而无邪脉也。有病，谓经闭。无邪脉，谓脉息如常，不断绝也。《经》又云：手少阴动甚者，孕子也。少阴，心也。心主血脉，心脉旺则血旺，而为孕子之兆。《经》又云：阴搏阳别，谓之有子。言二尺脉旺，与两寸迥别，亦为有孕。以上三者，但得其一，即为孕脉。分而占之，合而推之，而孕脉无遁情矣。或谓：流利雀啄，亦为孕脉，何也？答曰：流利者，血正旺；雀啄者，经脉闭塞不行，故脉疾而歇至，此数月之胎也。不知者断为病脉，则令人耻笑。或谓：孕有男女，何以脉而知之也？答曰：左寸为太阳，脉浮大，知为男也。右寸为太阴，脉沉实，知为女也。若两寸皆浮大，主生二男。两寸皆沉实，主生二女。凡孕脉，弦紧滑利为顺，沉细微弱为逆也。

验胎法

妇人经水不行，已经三月，或脉不应指，或经事偶见，法当验之。用川芎为细末，煎艾汤空心调下二钱，腹内微动则有胎，不动者非胎也。

食忌

有孕之后，凡忌食之物，切宜戒谨：一食鸡子、糯米，令子生寸白虫。一食羊肝，令子多疾。一食鲤鱼，令儿成疳。一食犬肉，令子无声。一食兔肉，令子缺唇。一食鳖，令子项短。一食鸭子，令子心寒。一食螃蟹，多致横生。一食雀肉，令子好淫。一食豆酱，令子发哮。一食野兽肉，令子多怪疾。一食生姜，令子多指。一食水鸡、鳝鱼，令子生癞。一食骡、马肉，延月难产。

如此之类，无不验者。所当深戒。

药忌

娠孕药忌歌，凡数十种。推之尚不止此，然药中如斑蝥、水蛭、蛇蜕、蜈蚣、水银、信砒等药，皆非恒用之品，姑置勿论。兹特选其易犯者，约篡数语，俾医家举笔存神，免致差误。其他怪异险峻之品，在有孕时，自应避忌，不待言也。

乌头附子与天雄，牛黄巴豆并桃仁，
芒硝大黄牡丹桂，牛膝藜芦茅茜根，
槐角红花与皂角，三棱莪术薏苡仁，
干漆蔺茹瞿麦穗，半夏南星通草同，
干姜大蒜马刀豆，延胡常山麝莫闻，
此系妇人胎前忌，常须记念在心胸。

上药忌禁犯，似矣。然安胎止呕有用半夏者，娠孕热病有用大黄者，娠孕中寒有用干姜、桂、附者，是何说也？昔黄帝问于岐伯曰：妇人重身，毒之如何？岐伯对曰：有故无殒，亦无殒也，大积大聚，其可犯也，衰其大半而止。有故者，谓有病。无殒者，无损乎胎也。

亦无殒者，于产母亦无损也。盖有病则病当之，故毒药无损乎胎气。然必大积大聚，病势坚强，乃可投之，又须得半而止，不宜过剂，则慎之又慎矣。用药者，可不按岐黄之大法耶？

恶　阻

娠妊之际，经脉不行，浊气上干清道，以致中脘停痰，眩晕呕吐，胸膈满闷，名曰恶阻。法当理脾化痰，升清降浊，以安胃气，用二陈汤加枳壳主之。若脾虚者，用六君子汤加苏梗、枳壳、砂仁、香附主之。其半夏，虽为妊中禁药，然痰气阻塞中脘，阴阳拂逆，非此不除，以姜汤泡七次，炒透用之，即无碍也。若与参、术同行，犹为稳当。凡安胎气，止呕定眩，须用白术为君，而以半夏、茯苓、陈皮、砂仁佐之，往往有效。夫妊娠恶阻，似属寻常，然呕吐太多，恐伤胎气，医者可不善为调摄乎？

二陈汤　**六君子汤**俱见类中。

胎动不安

娠妊胎动不安，多因起居不慎，或饮食触犯禁忌，或风寒搏其冲任之脉，或跌仆伤损，或怒动肝火，或脾气虚弱，宜各推其因而治之。大法：若因母病而胎动，但治其病而胎自安。若因胎动而致病，但安其胎而母病自愈。再诊其色，若面赤舌青，则子难保；若面青舌赤吐沫，母亦难全。娠妊中切宜戒谨。

安胎饮

当归　川芎　白芍药酒炒　大熟地九制　茯苓　阿胶各一钱　甘草炙　艾叶各三分　白术二钱

水煎服。若起居不慎，加人参、黄芪、杜仲、续断。若饮食触犯，加人参，倍加白术。若风寒相搏，当按经络以祛风寒。若跌仆伤损，另用佛手散，加青木香、益母草。若怒动肝火，本方加柴胡、山栀。若脾气虚弱，去熟地，加人参、扁豆、陈皮。然因时调治，对证处方，全在活法，不可胶执也。

佛手散

当归五钱　川芎二钱五分

水煎，酒冲服。若跌仆伤重，加青木香一钱五分，益母草三钱。

胎　漏

女人之血，无孕时则为经水，有孕时则聚之以养胎，蓄之为乳汁。若经水忽下，名曰漏胎，血沥尽，则胎不保矣。大法：若因风热动血者，用四物汤送下防风黄芩丸。若因血虚，用本方加茯神、阿胶、艾叶。若因怒动肝火，用加味逍遥散。若去血太多，用八珍汤，如不应，用补中益气汤。凡脾虚下陷，不能摄血归经者，皆宜补中益气。假如气血俱盛而见血者，乃儿小饮少也，不必服药。

四物汤见虚劳。

防风黄芩丸

细实条芩炒焦　防风各等分

上为末，酒糊丸，桐子大。每服二钱，食前开水送下。

加味逍遥散见类中。

八珍汤见虚劳。

补中益气汤见类中。

子悬子眩

子悬者，胎上逼也。胎气上逆，紧塞于胸次之间，名曰子悬。其证由于恚怒伤肝者居多，亦有不慎起居者，亦有脾气郁结者，宜用紫苏饮加减主之。更有气逆之甚，因而厥晕，名曰子眩。并用前药主之。然子眩有由脾虚挟痰者，宜用六君子汤。若顽痰闭塞，而脾气不虚者，二陈汤加竹沥、姜汁。虚实之间，所当深辨也。

紫苏饮　治子悬，并催生顺产，神效。

当归　川芎　紫苏各一钱　甘草炙　人参　白芍药酒炒，各五分　大腹皮黑豆煎水洗，八分

上生姜一片，葱白一寸，水煎服。

前证若因恚怒伤肝者，加柴胡；若因不慎起居者，加白术、砂仁；若因脾气郁结者，加木香。

六君子汤　**二陈汤**俱见类中。

胎不长

娠妊胎不长者，多因产母有宿疾，或不慎起居，不善调摄，以致脾胃亏损，气血衰弱，而胎不长也。法当祛其宿疾，补其脾胃，培其气血，更加调摄得宜，而胎自长矣。补脾胃，五味异功散主之。培气血，八珍汤主

之。祛宿疾，随证治之。

五味异功散　**八珍汤**俱见虚劳。

半　产

半产者，小产也。或至三五月而胎堕，或未足月而欲生，均谓之小产。小产重于大产，盖大产如瓜熟自落，小产如生断其根蒂，岂不重哉？其将产未产之时，当以安胎为急，安胎饮主之。既产而腹痛拒按者，此瘀血也，法当祛瘀生新，当归泽兰汤主之。若小产后血不止，或烦渴面赤，脉虚微者，此气血大虚也，八珍汤加炮姜以补之。若腹痛呕泻，此脾胃虚也，香砂六君子汤加姜、桂以温之。其在产母，更宜慎风寒，节饮食，多服补药，以坚固气血，毋使轻车熟路，每一受孕，即至期损动，而养育维艰也。戒之！慎之！

安胎饮见前胎动不安。

当归泽兰汤

当归　泽兰　白芍酒炒　大熟地九制，各一钱五分　延胡索酒炒　红花　香附　丹皮各五分　桃仁去皮尖及双仁者，炒、研，七粒

水煎，入童便、热酒各半盏，热服。

八珍汤见虚劳。

六君子汤见类中。

子　烦

娠妊子烦者，烦心闷乱也。书云：孕四月，受少阴君火以养精；六月，受少阳相火以养气。子烦之证，大

率由此。窃谓妇人有孕，则君相二火皆翕聚以养胎，不独四、六两月而已。大法：火盛内热而烦者，淡竹叶汤。若气滞痰凝而闷乱者，二陈汤加白术、黄芩、苏梗、枳壳。若脾胃虚弱，呕恶食少而烦者，用六君子汤。子烦之候，不善调摄，则胎动不安矣。慎之！

淡竹叶汤

淡竹叶七片　黄芩　知母　麦冬各一钱　茯苓二钱

水煎服。

二陈汤　**六君子汤**俱见类中。

子　痫

娠妊中血虚受风，以致口噤，腰背反张，名曰子痫。其证最暴且急。审其果挟风邪，宜用羚羊角散定之。若兼怒动肝火，佐以逍遥散加人参。若兼胎气上逆，佐以紫苏饮。若兼脾虚挟痰，佐以六君子汤。若因中寒而发者，宜用理中汤加防风、钩藤。此证必须速愈为善，若频发无休，非惟胎妊骤下，将见气血随胎涣散，母命亦难保全。大抵此证胎气未动，以补气、养血、定风为主。胎气既下，则以大补气血为主。此一定之理，予尝屡治屡验矣。

羚羊角散

羚羊角镑　独活　当归各一钱　川芎　茯神　防风　甘草炙，各七分　钩藤三钱　人参八分　桑寄生二钱

姜五分，枣二枚，水煎服。

逍遥散见类中。

紫苏饮见前胎动。

六君子汤见类中。

理中汤见中寒。

子　　鸣

娠妊腹内自鸣，系小儿在腹内哭声也，谓之子鸣，又谓之腹内钟鸣。古方用鼠穴中土二钱，加麝香少许，清酒调下。或用黄连浓煎呷之，即止。但黄连性寒，麝香开窍，不宜轻用。此证乃脐上疙瘩，儿含口中，因孕妇登高举臂，脱出儿口，以此作声。令孕妇曲腰就地，如拾物，一二刻间，疙瘩仍入儿口，其鸣即止。可服四物汤加白术、茯苓一二剂，安固胎气。

四物汤见虚劳。

子　　喑

娠妊至八九月间，忽然不语，谓之子喑，但当饮食调养，不须服药。昔黄帝问于岐伯曰：人有重身，九月而喑，何也？岐伯对曰：胞胎系于肾，肾脉贯肾系舌本，故不能言。十月分娩后，自为之言也。愚按：肾脉贯系舌本，因胎气壅闭，肾脉阻塞，致不能言，自应调摄以需之，不必惊畏。或用四物汤加茯神、远志数剂，亦可。倘妄为投药，恐反误事，慎之！

四物汤见虚劳。

孕妇内痈

孕痈，腹内生痈也。生于有妊之时，犹为可畏，宜用千金牡丹皮散或神效瓜蒌散治之。但丹皮、苡仁、桃仁皆动胎之药，因有病则病当之，故无损也。

千金牡丹皮散 治肠痈之圣药。

丹皮三两 苡仁四两 瓜蒌仁去壳、去油 桃仁去皮尖、双仁者，各一两

上为末。每服五七钱，水煎服。若肠痈大便闭结，小腹坚肿，加大黄一钱五分。但有孕时，大黄不宜轻用，须斟酌投之。

神效瓜蒌散 治肠痈，并乳痈及一切痈疽初起，肿痛即消，脓成即溃，脓溃即愈。

瓜蒌一枚，烂研 生粉草 当归酒洗，各五钱 明乳香 没药各一钱

水煎，热酒冲服如量，渣再煎服，即消。

鬼胎梦与鬼交

凡人脏腑安和，血气充实，精神健旺，荣卫条畅，则妖魅之气，安得而乘之？惟夫体质虚衰，精神惑乱，以致邪气交侵，经闭腹大，如怀子之状。其面色青黄不泽，脉涩细，或乍大乍小，两手如出两人，或寒热往来，此乃肝脾膹郁之气，非胎也。宜用雄黄丸攻之，而以各经见证之药辅助元气。大法：肝经郁火，佐以逍遥散。脾气郁结，佐以归脾汤。脾虚挟痰，佐以六君子汤。此证乃元气不足，病气有余，或经事愆期，失于调补所致。不可浪行攻击而忘根本，则鬼胎行而元气无伤矣。复有梦与鬼交者，亦由气血空虚，神志惑乱，宜用安神定志丸主之。

雄黄丸

明雄黄　鬼臼去毛　丹砂细研、水飞，各五钱　延胡索七钱　麝香一钱　川芎七钱　半夏一两，姜汁炒

上为末，蜜丸，桐子大。每服三十丸，空心温酒送下。

逍遥散见类中。

归脾汤见虚劳。

六君子汤见类中。

安神定志丸见不得卧。

热病胎损

娠妊热病不解，以致胎损腹中不能出者，须验其产母，面赤舌青者，其子已损；若面青舌赤，母亦难全。古方通用黑神散下之，然药性燥烈，不宜于热病，应用平胃散加朴硝五钱下之为稳当也。

黑神散　隆冬寒月，及体气虚寒者，须此。

桂心　当归　芍药　甘草炙　干姜炒　生地黄各一两　黑豆炒，去皮，二两　附子炮，去皮脐，五钱

上为细末。每服二钱，空心用牛膝三钱煎水调下。

平胃散见类中。

又方：朴硝三钱，童子小便一钟，和热酒调下，立出。

娠妊小便不通转胞　胞损

娠妊中小便不通，乃小肠有热，古方用四物汤加黄芩、泽泻主之。然孕妇胞胎坠下，多致压胞，胞系缭乱，则小便点滴不通，名曰转胞。其祸最速，法当升举

其胎，俾胎不下坠，则小便通矣。丹溪用补中益气，随服而探吐之，往往有验。予用茯苓升麻汤，亦多获效，皆升举之意也。然则仲景治转胞，用桂附八味汤，何也？予曰：此下焦虚寒，胎气阴冷，无阳则阴不化，寒水断流，得桂、附温暖命门，则阳气宣通，寒冰解冻，而小便行矣。况方内复有茯苓、泽泻为之疏决乎！然亦有阳亢阴消，孤阳无阴，不能化气者，必须补其真阴，古方用滋肾丸，予尝用六味加车前、牛膝，往往收功。斯二者，一阴一阳，一水一火，如冰炭相反，最宜深究。大抵右尺偏旺，左尺偏弱，脉细数而无力者，真水虚也。左尺偏旺，右尺偏弱，脉虚大而无力者，真火虚也。火虚者，腹中阴冷，喜冷畏热，小便滴沥而清白。水虚者，腹中烦热，喜冷畏热，小便滴出如黄柏。脉证自是不同，安危在于反掌，辨之不可不早也。复有分娩之时，稳婆不谨，伤损尿胞，以致小便滴沥淋漓，不知约束，因思在外肌肉尚可补完，腹中之肉独不可补乎？遂用大剂八珍汤加紫河车三钱，而以猪胞中汤煎药饮之，如此数服即愈。但须早治，不可轻忽。

八味汤见类中。

滋肾丸

黄柏　知母各二两　肉桂一钱

炼蜜丸。每服三钱，开水下。

八珍汤见虚劳。

胎水肿满

娠妊胎水满，名曰子肿，又名曰子气。其证多属胞胎壅遏，水饮不及通流，或脾虚不能制水，以致停蓄。大法：胎水壅遏，用五皮饮加白术、茯苓主之。脾虚不能制水，用六君子汤主之。凡腰以上肿，宜发汗，加秦艽、荆芥、防风。腰以下肿，宜利小便，加车前、泽泻、防己。胎水通行，生息顺易。宜先时治之，不可俟其既产而自消也。

五皮饮见水肿。

六君子汤见类中。

乳自出

娠妊乳自出，名曰乳泣，生子多不育。然予以为气血虚弱不能统摄，用八珍汤频频补之，其子遂育。夫医理有培补之功，赞化之能，岂可执常说而自画欤！

八珍汤见虚劳。

临产将护法

凡临产将护之法有四：一曰善养。当安神静虑，勿着恼怒，时常行动，不可呆坐，不可多睡，不可饱食及过饮酒醴与杂物。惟频食糜粥，以解饥渴，最善。天气热，则预择凉处，免生火晕。天气寒，则密室温暖，免致血寒。调养得宜，而生息顺易矣。二曰择稳。须预请老练稳婆，备办需用之物。临产时，不许多人喧哄，免致惊惶，但用老妇二人撑扶，及凭物站立，倦即仰卧，以枕安腿中，徐徐俟之。直待浆水到，腰腹齐痛甚紧时，是胎已离经，令产妇再仰卧，俾儿转身，头对产门，稍一用力，即生下矣。人生人，系天生人，有自然之造化，不用人为造作，但顺其性而已。三曰服药。凡新产女子，其脏气坚固，胞胎紧实，八月宜服保产无忧汤二三剂，临产再服二三剂，撑开道路，则儿易生。复有用力太早，以致浆水先行，或连日不产，劳倦神疲，中气不续，宜服加味八珍汤以助其力。若多胎产妇，更宜预服此药。复有华佗顺生丹，须俟临盆腰腹齐痛时，再与一二丸，用佛手散煎汤送下，不经女人手。凡验产法，腰痛腹不痛者，未产；腹痛腰不痛者，未产；必腰腹齐痛甚紧时，此真欲产也。如或迟滞，即以顺生丹投之，适当其时矣。四曰吉方。凡安产妇床帐及藏衣，宜择月空方位。每逢单月，月空在壬丙；逢双月，月空在甲庚。必须看定方位，不必游移，吉无不利。

神验保生无忧散 妇人临产，先服一二剂，自然易生。或遇横生倒产，甚至连日不生，速服一二剂，应手取效。永救孕妇产难之灾，常保子母安全之吉。

当归酒洗，一钱五分 川贝母一钱 黄芪八分 白芍酒炒，一钱二分，冬月用一钱 菟丝子一钱四分 厚朴姜汁炒，七分 艾叶七分 荆芥穗八分 枳壳面炒，六分 川芎一钱三分 羌活五分 甘草五分

水二钟，姜三片，煎至八分，空腹温服。

此方流传海内，用者无不响应，而制方之妙，人皆不得其解，是故疑信相半，予因解之：新孕妇人，胎气安固，腹皮紧窄，气血裹其胞胎，最难转动，此方用撑法焉。当归、川芎、白芍，养血活血者也；厚朴，去瘀血者也，用之撑开血脉，俾恶露不致填塞；羌活、荆芥，疏通太阳，将背后一撑，太阳经脉最长，太阳治而

诸经皆治；枳壳，疏理结气，将面前一撑，俾胎气敛抑而无阻滞之虞；艾叶，温暖子宫，撑动子宫，则胞胎灵动；川贝、菟丝，最能运胎顺产，将胎气全体一撑，大具天然活泼之趣矣；加黄芪者，所以撑扶元气，元气旺则转运有力也；生姜，通神明，去秽恶，散寒止呕，所以撑扶正气而安胃气；甘草，协和诸药，俾其左宜右宜，而全其撑法之神者也。此真无上良方，而世人不知所用，即用之而不知制方之妙，则亦惘惘然矣。予故备言之以醒学者。

加味八珍汤 凡临产误自惊惶，用力太早，致浆水去多，干涩难生，速服此方，补养气血以助其力。虚甚者，速服二三剂必效，但宜大碗饮之，不可迟疑。志之！志之！

人参八分，虚者一钱二分。俗见不用人参，恐胎气上逆也，不知当归数倍于人参，则不能上逆，只可助药力下行耳，且用之浆水已行时，尤为稳当 白术一钱，陈土炒 茯苓八分 当归五钱 炙甘草三分 川芎一钱五分 白芍二钱，酒炒 大熟地一钱五分 明乳香五分 丹参三钱，酒炒 益母草二钱

水煎服。冬月天寒，加黑姜五分。服药而呕，加生姜二片，砂仁五分。如或浆水去多，横生倒产，用老练稳婆，轻手扶正，随用此汤，即时分娩清吉。总之，浆水未行，用保生无忧散，以顺其胎。浆水去多，必用加味八珍汤，大补气血以助其力，保产顺生，百无一失。

华佗顺生丹

朱砂五钱，细研水飞 明乳香一两，箬上炙干

上为末，端午日猪心血为丸，如芡实大。每服一丸，用当归三钱，川芎二钱，煎汤送下。不经女人手。

顺生丹

朱砂五钱　丁香五钱　麝香一钱　明乳香一两　石燕一对。一雌一雄，圆为雌，长为雄。煅，醋淬七次

上为末，择天、月德日，用益母草熬膏为丸，如芡实大。每服一二丸，用归芎汤送下。

催生如神散　治逆产横生，其功甚大。

百草霜　白芷不见火，各为末，等分

上每服三钱，以童便、米醋和如膏，加沸汤调下；或用酒煎，加入童便少许，热服。书云：血见黑则止。此药不但顺生，大能固血，又免血枯为妙。

十　产　论

杨子建云：凡生产先知此十证，庶母子两命皆得保全。世之收生者，殊少精良妙手，多致误事，予因痛切而备言之。

一曰正产。怀胎十月，阴阳气足，忽然腰腹齐痛，儿自转身，头向产门，浆破血下，儿即正生。

二曰催产。儿头至产门，腰腹齐痛，仍不产者，方服药催之。或经日久，产母困倦难生，宜服药以助气血，令儿速生。

三曰伤产。怀胎未足月，有所伤动，以致脐腹疼痛，忽然欲产。或妄服催药，逼儿速生，如此生息，未必无伤，慎之。

四曰冻产。天气寒冷，产母血气凝滞，难以速生，

则衣服宜厚，产室宜暖，下衣更宜温厚，庶儿易生。更不宜火气太热，恐致血晕。

五曰热产。盛暑之月，产妇当温凉得中，过热则头目昏眩，而生血晕之证。若凉台水阁，以及狂风阴雨，更当谨避。

六曰横生。言儿方转身，产母用力太急，逼令儿身不正。当着产母安然仰睡，令老练稳婆先推儿身顺直，头对产门，以中指探儿肩，不令脐带扳羁，然后用药催之，再令产妇努力，儿即顺生。

七曰倒产。言儿并未转身，产母妄自努力，致令手脚先出。当着产母安然仰睡，令稳婆轻手推入，候儿自顺。若良久不生，令稳婆手入产户，就一边拨儿转顺产门，却服催生药，并努力，即出。

八曰偏产。言儿虽已转身，但未顺生路，产母急于努力，逼儿头偏一边，虽露顶，非也，乃额角耳。当令产母仰睡，稳婆轻手扶正其头，却服催药，并努力，儿即下。若儿顶后骨偏注谷道，露颂，令稳婆以绵衣烘暖裹手，于谷道外旁轻手托正，令产母努力，儿即生。

九曰碍产。言儿身已正，门路已顺，儿头已露，因儿转身脐带绊其肩，以致不生。令产母仰卧，稳婆轻手推儿向上，以中指按儿肩，脱去脐带，仍令儿身正顺，产母努力，儿即生。

十曰盘肠产。临产子肠先出，然后生子。肠出时，以极洁净不破损漆器盛之。古方用蓖麻子四十九粒，研烂，涂产母头顶，肠收上，急洗去。其肠若干，以磨刀水少许，湿润之，再用磁石煎汤服之收上。磁石须阴阳家用过有验者。古法有用醋水噀母面背者，恐惊则气散，深为未便。又方，大指拈麻油润之，点灯吹熄，以烟熏产妇鼻中，肠即上。此方平善宜用。

以上十产论，可谓精且密矣。而交骨不开，尚未论及，足见医道繁难，不容浮躁者问津也。

交骨不开、产门不闭

交骨不开，有锁骨者，有血虚不能运达者，令稳婆以麻油调滑石，涂入产门，或用两指缓缓撑开，并服加味归芎汤，候药力行到，即分娩清吉。若产门不闭，气血虚也，用八珍汤补之，如不应，用十全大补汤。

加味归芎汤

当归五钱　自败龟版童便炙酥，三钱　川芎三钱　妇人头发一握，烧灰存性

水煎服。约人行五里即生，设是息胎亦下。灼过龟版亦可用。

八珍汤　**十全大补汤**俱见虚劳。

胞衣不下

胞衣不下，或因气力疲惫，不能努力，宜于剪脐时用物系定，再用归芎汤一服，即下。或血入衣中，胀大而不能下，以致心腹胀痛喘急，速用清酒下失笑丸三钱，俾血散胀消，其衣自下。如不应，更佐以花蕊石散，或牛膝散亦得。

归芎汤见前。

失笑丸　治瘀血胀胞，并治儿枕痛，神效。

五灵脂去土炒　蒲黄炒，等分

共为末，醋糊丸，如桐子大。每服二三钱，淡醋水下。

花蕊石散　治产后败血不尽，血迷血晕，胎衣不下，胀急不省人事，但心头温者，急用一服灌下，瘀血化水而出，其人即苏。效验如神，医家不可缺此。

花蕊石一斤　上色硫黄四两

上为末，和均。先用纸泥封固瓦罐一个，入二药，仍用纸泥封口，晒干，用炭煅二炷香，次日取出，细研。每服一钱，童便和热酒调下，甚者用二三钱。

牛膝散　治胎衣不下，腹中胀急。此药腐化而下，缓则不救。

牛膝　川芎　蒲黄微炒　丹皮各二两　当归一两五钱　桂心四钱

共为末。每服五钱，水煎服。

产后将护法

产后将护之法有四。一曰倚坐。妇人产毕，须闭目稍坐，上床以被褥靠之，暑月以凳靠之，若自己把持不住，则用老练女人靠之，不可遽然倒睡。常以手从心擀至脐下，俾瘀露下行。房内宜烧漆器及醋炭，以防血晕。如或昏晕不醒，更宜用此二法。二曰择食。凡产后，宜专食白粥，数日后以石首鱼纤少洗淡食之。至半月后，可食鸡子，亦须打开煮之，方能养胃。满月之后，再食羊肉、猪蹄少许。酒虽活血，然气性慓悍，亦不宜多。如此则产中无病，产后更加健旺矣。三曰避风、养神、慎言。凡新产，须避风寒，不宜梳头洗面，更忌濯足，惟恐招风受湿，疾病随起。又不宜独宿，恐受虚惊，惊则神气散乱，变证百出。初生之际，不必问是男是女，恐因言语而泄气，或以爱憎而动气。寻常亦不可多言，恐中气馁弱，皆能致病。慎之戒之。四曰服药。初产毕，古方用热童便少许饮之，此物一时难以猝办，稍冷恐致呕恶，或用生化汤服之亦佳。然产后每多心慌自汗之证，予因制归姜饮投之，殊觉妥适。加减如法，能救产后垂危之厄。凡产后用药，不宜轻投凉剂，又不宜过于辛热。产后气血空虚，用凉剂恐生脏寒。然桂、附、干姜，气味辛热，若脏腑无寒，何处消受，理应和平调治，方为合法。如或有偏寒偏热之证，又须活法治之，不可胶执也。

生化汤　凡产后服一二剂，祛瘀生新为妙。

当归三钱　黑姜五分　川芎一钱五分　益母草一钱　桃仁七粒，去皮尖及双仁者，炒，研

水煎服。入童便少许，尤佳。

归姜汤　治产后心慌自汗，用此安之。

当归三钱　黑姜七分　枣仁炒，一钱五分

大枣五枚，去核，水煎服。若服后自汗仍多，心慌无主，恐其晕脱，即加人参二钱，熟附子一钱，先顾根本。方内重用当归，则瘀血不得停留。人参可用，世人狐疑不决，多致误事。予尝治新产大虚之人，有用人参数两而治愈者，更有用十全大补加附子数十剂而治愈者。倘瘀血作痛，即以失笑丸间服，攻补并行，不相妨也。

十全大补汤见虚劳。

产后血晕

产后血晕，宜烧漆器、熏醋炭，以开其窍。若瘀血上攻，胸腹胀痛拒按者，宜用归芎汤下失笑丸。若去血过多，心慌自汗，用归姜饮加人参。虚甚者，更加熟附子。若脾胃虚弱，痰厥头眩而呕恶者，用六君子汤。大抵产后眩晕，多属气虚，察其外症，面白眼合，口张手撒，皆为气虚欲脱之象。若兼口鼻气冷，手足厥冷，此为真虚挟寒，速宜温补，每用人参两余，而以姜、附佐之，庶得回春，不可忽也。

失笑丸见胎衣不下。

归姜汤见前。

六君子汤见类中。

产后不语

不语之证，有心病不能上通者，有脾病不能运动舌本者，有肾病不能上交于心者，虽致病之因不同，而受病之处，总不出此三经耳。产后不语，多由心肾不交，气血虚弱，纵有微邪，亦皆由元气不足所致，古方七珍散主之。若兼思虑伤脾，倦怠少食，更佐以归脾汤。若兼气血两虚，内热晡热，更佐以八珍汤。若兼脾虚生痰，食少呕恶，更佐以六君子汤。若兼肾气虚寒，厥冷痹痛，更佐以地黄饮子。若兼水虚火炎，内热面赤，更佐以六味地黄汤。如此调治，自应渐愈，倘妄行祛风攻痰，失之远矣。

七珍散

人参　石菖蒲　生地黄　川芎各一两　防风　辰砂另研，水飞，各半两　细辛一钱

上为末。每服二钱，薄荷汤调下。

归脾汤　**八珍汤**俱见虚劳。

六君子汤　**地黄饮子**　**六味汤**俱见类中。

产后发热

产后若无风寒而忽发热者，血虚也，宜用四物汤补阴血，加以黑干姜之苦温从治，收其浮散，使归依于阴，则热即退矣。如未应，更加童子小便为引，自无不效。然产后多有脾虚伤食而发热者，误作血虚，即不验矣。法当调其饮食，理其脾胃，宜用五味异功散加神曲、麦芽。大凡风寒发热，昼夜不退。血虚伤食，则日晡发热，清晨即退，是以二证相似也。然伤食之证，必吞酸嗳腐，胸膈满闷，显然可辨。若血虚证，则无此等症候。然产后复有气血大虚，恶寒发热，烦躁作渴，乃阳随阴散之危证，宜用十全大补汤，如不应，更加附子。若呕吐泻利，食少腹痛，脉沉细或浮大无力，更佐以理中汤。此皆虚寒假热之候，设误认为火而清之，祸如反掌。

四物汤　**五味异功散**　**十全大补汤**俱见虚劳。

理中汤见中寒。

产后癫狂

产后癫狂，及狂言谵语，乍见鬼神，其间有败血上

冲者，有血虚神不守舍者。大抵败血上冲，则胸腹胀痛，恶露不行，宜用泽兰汤并失笑丸。若血虚神不守舍，则心慌自汗，胸腹无苦，宜用安神定志丸倍人参加归、芎主之，归脾汤亦得。此证多由心脾气血不足、神思不宁所致，非补养元气不可，倘视为实证而攻之，祸不旋踵。

泽兰汤

泽兰　生地酒洗　当归　赤芍各一钱五分　甘草炙，五分　生姜一钱　大枣四枚　桂心三分

水煎服。

失笑丸见胞衣不下。

安神定志丸见不得卧。

归脾汤见虚劳。

心神惊悸

产后心神惊悸，或目睛不转，语言健忘，皆由心血空虚所致。夫人之所主者心，心之所主者血，心血一虚，神气不守，惊悸所由来也。法当补养气血为主。

汗多变痉

产后汗出不止，皆由阳气顿虚，腠理不密，而津液妄泄也。急用十全大补汤止之。如不应，用参附、芪附、术附等汤。若病势危急，则以参、芪、术三汤合饮之。如或汗多亡阳，遂变为痉，其证口噤咬牙，角弓反张，尤为气血大虚之恶候。更当速服前药，庶可救疗。或问：无汗为刚痉，有汗为柔痉，古人治以小续命汤

者，何也？答曰：此外感发痉也，病属外感则当祛邪为急。若产后汗多发痉，此内伤元气，气血大亏，筋无所养，虚极生风，藉非十全大补加附子，安能敛汗液，定搐搦，而救此垂危之证乎？且伤寒汗下过多，溃疡脓血大泄，亦多发痉，并宜补养气血为主，则产后之治法更无疑矣。甚矣！察证宜明，而投剂贵审也。

十全大补汤见虚劳。

产后身痛

产后遍身疼痛，良由生产时百节开张，血脉空虚，不能荣养，或败血乘虚而注于经络，皆令作痛。大法：若遍身疼痛，手按更痛者，是瘀血凝滞也，用四物汤加黑姜、桃仁、红花、泽兰，补而化之。若按之而痛稍止，此血虚也，用四物汤加黑姜、人参、白术，补而养之。其或有兼风寒者，则发热恶寒，头痛鼻塞，口出火气，斯为外感，宜用古拜散加当归、川芎、秦艽、黑姜以散之。散后痛未除，恐血虚也，宜用八珍汤以补之。此治身痛之大法也。

四物汤见虚劳。

古拜散　治产后受风，筋脉引急，或发搐搦，或昏愦不省人事，或发热恶寒，头痛身痛。

荆芥穗

上为末。每服三钱，生姜汤调下。又方加当归等分为末，治证如前，名清魂散。

八珍汤见虚劳。

产后腰痛

书云：腰以下，皆肾所主。因产时劳伤肾气，以致风冷客之，则腰痛。凡腰痛上连脊背，下连腿膝者，风也。若独自腰痛者，虚也。风用独活寄生汤；虚用八珍汤加杜仲、续断、肉桂之属。若产后恶露不尽，流注腿股，痛如锥刺，手不可按，速用桃仁汤消化之，免作痈肿。凡病，虚则补之，实则泻之，虚中有实，实中有虚，补泻之间更宜斟酌焉。

独活寄生汤见腰痛。

八珍汤见虚劳。

桃仁汤

桃仁十粒，炒，研　当归三钱　牛膝二钱　泽兰三钱　苏木一钱

水煎，热酒冲，空心服。

恶露不绝

产后恶露不绝，大抵因产时劳伤经脉所致也。其证若肝气不和，不能藏血者，宜用逍遥散。若脾气虚弱，不能统血者，宜用归脾汤。若气血两虚，经络亏损者，宜用八珍汤。若瘀血停积，阻碍新血，不得归经者，其病腹痛拒按，宜用归芎汤送下失笑丸，先去其瘀而后补其新，则血归经矣。

逍遥散见类中。

归脾汤　**八珍汤**俱见虚劳。

归芎汤又名佛手散。

当归　川芎等分

上每服五钱，水煎，热酒冲服。

失笑丸见胞衣不下。

产后心腹诸痛

产后心腹诸痛，若非风冷客之，饮食停之，则为瘀血凝积。然产后中气虚寒，多致暴痛，宜各审其因而药之。大法：风寒者口鼻气冷，停食者吞酸满闷，俱用二香散主之；瘀血者转侧若刀锥之刺，手不可按，痛而不移，失笑丸主之；中气虚寒者腹中冷痛，按之稍止，热物熨之稍松，理中汤加桂心主之；若小腹痛，气自脐下逆冲而上，忽聚忽散者，此瘕气也，橘核丸主之；若小腹痛处有块，不可手按，此瘀血壅滞，名曰儿枕痛，并用前失笑丸，瘀血行而痛止矣。

二香散　散寒，消食。

砂仁　木香　黑姜　陈皮　炙甘草各一两　香附三两，姜汁炒

共为末。每服二钱，生姜汤调下。

失笑丸见胞衣不下。

理中汤见中寒。

橘核丸见杂证小腹痛。

蓐　劳

产后气血空虚，真元未复，有所作劳则寒热食少，头目四肢胀痛，名曰蓐劳，最难调治。大法：阳虚则恶寒，阴虚则发热，清气不升则头痛，血气不充则四肢

痛，宜用大剂八珍汤以补之；若脾虚食少，即用六君子加炮姜以温补之，诸证自退。凡产后调治之法，或补养气血，或温补脾土，虽有他证，从末治之，此一定之法也。

八珍汤见虚劳。

六君子汤见类中。

喘促

新产后，喉中气急喘促，因荣血暴竭，卫气无依，名曰孤阳，最为难治，宜用六味汤加人参以益其阴。若脾肺两虚，阳气不足，宜用四君子汤加黑姜、当归以益其阳。若自汗厥冷，更加附子；若兼外感，即于四君方内加荆芥、陈皮、炮姜、川芎、当归以散之。若瘀血入肺，口鼻起黑气及鼻衄者，此肺胃将绝之候，急服二味参苏饮，间有得生者。

六味汤见虚劳。

六君子汤见类中。

二味参苏饮

人参一两　苏木三钱，杵细

水煎顿服。若厥冷自汗，更加附子二三钱。

鼻黑、鼻衄

足阳阴胃脉起于鼻，交颏中，还出挟口，交人中，左之右，右之左。盖鼻准属脾土，鼻孔属肺金，而胃实统之。产后口鼻起黑气及鼻衄，皆由气血空虚，荣血散乱，乃胃败肺绝之危证，急用二味参苏饮加附子，间有得生者。

二味参苏饮见前。

产后乳疾

妇人产后，有乳少者，有吹乳者，有妒乳者。乳为气血所化，若元气虚弱，则乳汁不生，必须补养气血为主。若乳房焮胀，是有乳而未通也，宜疏导之。复有乳儿之际，为儿口气所吹，致令乳汁不通，壅滞肿痛，不急治即成乳痈，速服瓜蒌散，敷以香附饼，立见消散。亦有儿饮不尽，余乳停蓄，以致肿痛，名曰妒乳，速宜吮通，并敷、服前药，免成痈患。若妇人乳盛，不自乳子，宜用炒麦芽五钱煎服，其乳即消。若妇人郁怒而乳肿者，于瓜蒌散内更加柴胡、赤芍、甘草、橘叶之属。

瓜蒌散

瓜蒌一个　明乳香二钱

酒煎服。

香附饼　敷乳痈，即时消散，一切痈肿皆可敷。

香附细末，净，一两　麝香二分

上二味研匀，以蒲公英二两煎酒去渣，以酒调药，顿热，敷患处。

乳痈、乳岩乳卸

乳痈者，乳房肿痛，数日之外，焮肿而溃，稠脓涌出，脓尽而愈。此属胆胃热毒，气血壅滞所致，犹为易治。若乳岩者，初起内结小核如棋子，不赤不痛，积久渐大崩溃，形如熟榴，内溃深洞，血水淋沥，有巉岩之势，故名曰乳岩。此属脾肺郁结，气血亏损，最为难治。

乳痈初起，若服瓜蒌散，敷以香附饼，即见消散。如已成脓，则以神仙太乙膏贴之，吸尽脓自愈矣。乳岩初起，若用加味逍遥散、加味归脾汤二方间服，亦可内消，及其病势已成，虽有卢扁，亦难为力，但当确服前方，补养气血，纵未脱体，亦可延生。若妄用行气破血之剂，是速其危也。

更有乳卸证，乳头拖下长一二尺，此肝经风热发泄也，用小柴胡汤加羌活、防风主之，外用羌活、防风、白敛烧烟熏之，仍以蓖麻子四十九粒，麝香一分，研烂涂顶心，俟乳收上，急洗去。此属怪证，女人盛怒者多得之，不可不识。

瓜蒌散　香附饼俱见前。

神仙太乙膏　治一切痈疽，不问脓之成否，并宜贴之。

元参　白芷　当归　肉桂　生地　赤芍　大黄各一两　黄丹十三两，炒，筛

上用麻油二斤，纳诸药，煎黑，滤去渣，复将油入锅，熬至滴水成珠，入黄丹十三两，再熬，滴水中，看其软硬得中，即成膏矣。如软，再加黄丹数钱。

加味逍遥散见类中。

加味归脾汤见虚劳。

小柴胡汤见伤寒少阳证。

妇人隐疾

妇人隐疾，前阴诸疾也。有阴肿、阴痒、阴疮、阴

挺下脱诸证。其肿也，或如菌、如蛇、如带、如鸡冠，种种不一，而推其因，总不外于湿热也，古方九味芦荟丸主之。若兼怒动肝火，佐以加味逍遥散。若肝经湿热极盛，佐以龙胆泻肝汤。若脾虚气弱，中气下陷，佐以补中益气汤。若思虑伤脾，脾气郁结，佐以加味归脾汤。若肾水不足，佐以六味丸加归、芍，庶克收功。夫此证虽属湿热，而元气虚弱者多，若不顾根本，而专用清凉，恐不免寒中之患也。治者慎之。

九味芦荟丸　治三焦肝经风热，目生云翳，或颈项瘰疬，耳内生疮，或牙龈蚀落，颊腮腐烂，下疳、阴蚀、疮肿诸证。

芦荟五钱　胡黄连　当归　芍药炒　川芎　芜荑各一两　木香　甘草各三钱　龙胆草七钱，酒浸，炒焦

上为末，米糊丸，麻子仁大。每服一钱或一钱五分，开水下。

加味逍遥散见类中。

龙胆泻肝汤　治肝经湿热，两拗肿痛，或小便涩滞，下疳溃烂等证。

龙胆草酒拌，炒黄　泽泻各一钱　车前子　木通　生地黄酒洗　山栀炒　当归酒拌　黄芩炒　甘草炒，各五分

水煎服。

补中益气汤见类中。

归脾汤　**六味丸**并见虚劳。

附　录

外科十法

外科十法者，予归宗普陀时所作也。余自普陀生，长天都，五十有三载，业医者凡三十年。爰著《医学心悟》一书，详言内证，梓行于世，而外科有未及。壬子冬，还归普陀修行，适逢圣祖仁皇帝广发帑金，修葺我菩萨行宫，前后寺僧及工作人等不下数千人，其中病患不一，予为调治悉痊。复有患背疽者，有患广疮、疥癣者，投以膏散，不半月而收功。固思予在天都时仅著内科，而未及外科，亦一时之阙略也。乃复聚精会神，参悟外科旨要，约以十法。而施治之道，似无余蕴。言简而赅，方约而效，以之问世，庶几其有小补乎？将见《十法》一书与《医学心悟》，并行于天壤间也。

内消法一

内消者，肿毒初起，随用药消散也。凡痈疽、发背、对口、疔毒，其初起憎寒壮热，有似伤寒，而痛偏一处，饮食如常者，蓄积有脓也。当初起时，脓尚未成，不过气血乖违，逆于肉里耳。外敷以远志膏，或贴普救万全膏，内服银花甘草汤，即时消散。若系疔疮，急宜刺破，或艾灸肿处，涂上蟾蜍饼，贴以万全膏，内服菊花甘草汤，随即平伏。菊花连根带叶，皆治疔疮之圣药也。其中亦有挟风寒而发者，宜先用芎芷香苏散以散之，随服菊花、银花等药，即可内消。须及早下手，不可迟滞。

艾灸法二

隔蒜灸法，胜用刀针。书云：不痛灸至痛，痛灸不痛时。凡治痈疽、疔肿、流注，及一切无名肿毒，以大蒜切片，安疮顶上，用陈艾炷安蒜上，香点灸之，其艾炷大小，看疮毒大小为取裁。若痈疽之大者，以蒜捣饼，敷上灸之。不痛者灸至痛而止，痛者灸至不痛而止。若内已有脓，即将乌金膏涂灸处，外用普救万全膏贴之，烂开大口，卸却瘀脓，易收功也。若口不收，或腐肉不脱，洗用防风汤，敷以海浮散，外贴万全膏，腐自去，新自生。计日可愈，真神药也。

神火照法三

凡肿在头面以上者，不宜艾灸，恐引火气上攻，宜用火照法，神乎其神。法用火照散，安纸捻中，以油浸点，每用火三枝，离毒半寸许照之。自外而内，俾气透入，皮色紫滞者，立转红活，若疮热平塌者，立转高耸，仍须不时照之，则毒气顿解，转阴为阳，以收全功。且此法不止施于头上，即如发背等毒，亦宜用之。

其头面患毒，亦有艾灸而愈者，因其毒纯阴，平塌顽麻，非艾灸无功。但艾炷宜小，如黍粒样式。二法乃疮疽门之宝筏，宜互用参考，以神其用。

刀针砭石法四

凡毒有胀痛紧急，脓已成熟，无暇待灼艾火照者，即宜用刀法开之。但刀法须在的确脓熟之时，又须要深浅合度。以左手按肿处，先看脓之成否。如按下软而不痛，肿随手起者，脓已成也；按下硬而痛，或凹陷不起者，脓未成也。已成脓者可刺，未成脓者，宜姑待之。若脾气虚弱者，宜托补之。又须看其脓之深浅，以手指按下，软肉深者，其脓必深；软肉浅者，其脓亦浅。若脓浅刀深，恐伤好肉。脓深刀浅，恐脓不出而肉败，最宜斟酌。更有附骨之疽，脓腐于肉，皮色不变者，宜以刀刺入深处，放出瘀脓，或灸开大口放出之，不得姑息因循，俾毒气越烂越深也。其小刀须利刃，勿令病者见，恐惊彼耳。

砭法，施于头面及耳前后，因其漫肿无头，急用此法，以泻其毒。取上细磁锋，用竹箸夹住，紧扎，放锋出半分对患处，另以箸敲之，遍刺肿处，俾紫血多出为善。刺毕，以精肉切片贴，再用鸡子清调乳香末润之。此地不宜成脓，头肉中空，耳前后更多曲折，提脓拔毒，恒多未便，故砭法断宜早施。

围药法五

书云：用膏贴顶上，敷药四边围。凡肿毒之大者，将以成脓，用乌金膏贴疮头上，然后用万全膏贴之，四旁用芙蓉膏敷之。贴膏处取其出脓，敷药处取其消散，并能箍住根脚，不令展开。其作三层敷围法：第一层，用乌金膏贴疮头，若漫肿无头，以湿纸贴上，先干处是疮头也。第二层，万全膏贴之。第三层，芙蓉膏围之。然予尝用万全膏遍敷肿处，连根脚一齐箍住，其中消处自消，溃处自溃，竟收全功。可见膏药之妙矣。

开口除脓法六

凡治痈疽，口小脓多，则脓不出，或出而不尽，或薄脓可出，硬脓难出，以致瘀不去而新不生，延绵难愈。法当烂开大口，俾瘀脓尽出为善。其烂药，乌金散最佳，祛瘀肉，不伤新肉，且不甚焮痛，为至妙也。若有脓管，以棉纸捻裹药纳入，频换数条，即化去耳。亦有顽硬之极，非乌金散所能去者，则用化腐紫霞膏搽之，然终不若乌金散为至稳。

收口法七

凡治痈疽最难收口者，由瘀肉夹杂，瘀脓不尽所致。庸工不识，妄用补涩之剂，勉强收口，恐他日内毒复发，更甚于目前。惟予所用海浮散堪称至宝，以此敷上，瘀肉自脱，不必用刀，新肉自生，又不藏毒，万举万当也。大法：先用防风汤洗之，再上末药。洗时须避风为主，书云“频将汤洗，切忌风吹”是已。更有体虚不能收口者，须内服补药以助之。

总论服药法八

凡痈疽服药，宜照顾脾胃为主。不得已而用清凉，但期中病，切勿过剂。大法：初起时，设有挟风寒者，宜先用芎芷香苏散一剂以散之，散后而肿未消，随用银花、甘草以和解之。若肿势焮痛，大便闭结，内热极盛者，则用卫生汤加大黄以疏利之。若病虽盛，而元气渐虚者，则清药中须兼托补之剂，透脓散主之。若脓水已溃，必须托补元气为主，参芪内托散主之。如或元气虚寒，则补托药中须用辛热以佐之。脾虚者，理中汤、参苓白术散。气虚下陷者，补中益气汤。胃经受寒，饮食停滞者，藿香正气散。气血两虚者，十全大补汤加附子、鹿茸辈。间亦有虚而挟热者，即于前方中去附子、姜、桂，加麦冬、银花、丹皮等药以收功，是又不可不知也。大抵有阳毒，有阴毒，有半阴半阳，宜细辨之。阳毒者，疮势红肿，疮顶尖耸，根脚不散，饮食如常，口渴便结，五心烦热，脉洪数。阴毒者，疮势灰白平塌，顽麻少痛，根脚走散，食少便溏，手足厥冷，口鼻气冷，脉沉迟。半阴半阳者，疮肿虽红，不甚尖耸，饮食差减，大便不结，寒热往来，微渴喜热，脉虚软。此三者，必须细辨，俾用药寒温得宜，方为合法。治阳者，清凉解毒。治阴者，温中回阳。半阴半阳之治，清不伤胃，温不助邪，如斯而已矣。

复论五善七恶救援法九

或问：痈疽五善七恶，何谓也？答曰：五善者，饮食知味，一也；便溺调匀，二也；脓溃肿消，脓水不臭，三也；神气清爽，动息自宁，四也；脉息有神，不违时令，五也。七恶者，大渴发热，泄泻淋闭，一也；脓溃尤肿，脓稀臭秽，二也；目睛无神，语声不亮，三也；食少不化，服药作呕，四也；恍惚嗜卧，气短乏力，腰背沉重，五也；唇青鼻黑，面目浮肿，六也；脉息无神，或躁动不和，七也。古语云：五善得三则吉，七恶得四则凶。余谓七恶之凶，不待四矣。然而急救之方，正不容以不讲。大抵热渴、淋闭、喘急、内热，皆真阴受伤，宜六味汤加麦冬、五味；如不应，用八珍汤加麦冬、五味；更不应，用十全大补汤，兼服六味地黄丸。此乃补阴生阳之说也。若气短倦怠，昏溃乏力，饮食不化，乃阳虚之候，宜用补中益气汤；若卧睡不宁，宜用归脾汤；若饮食减少，面目浮肿，宜用香砂六君子汤；若兼脾胃虚寒，更用理中汤；肾气虚寒，须用桂附八味丸，兼用十全大补汤加附子。此温补回阳之法。若痈疽溃后，脓血去多，变为角弓反张，手足搐搦，肢体振摇，而发痉者，并用参、芪、归、术并附子等药以救之；如不应，用十全大补汤，间有可生者。当此时势，性命急如悬缕，司命者，宜叮咛反复，熟思而审处之。

将息法十

凡病中设有挟风寒者，即宜断去荤腥油腻，微服散药，俟外邪祛尽，另用滋味调补。大抵将息痈肿，不可缺少滋味，以血肉能生血肉也。然又不宜过多，使肉气胜谷气。更忌生冷滞气之物，恐反伤脾胃耳。并宜避风邪，戒嗔怒，寡思虑，少言语，兢兢保养为贵。至于病后将息，毒大者，三年内宜远帷幕；毒小者，期年内宜远帷幕。犯之则成虚损，或成偏枯，或阴减天年，不可不慎也。其他戒怒慎风，亦须常作有病时想。

已上十法，乃治痈疽发背之大纲，大者可为，小者可知已。余生平善治外证，其心法全在于此。约而能该，确而可守也。至于周身上下所患之病名，备载于后，以资参考。

外科证治方药

发背对心发　肾俞发　搭背　手发　足发

生于背，名曰发背，肺经火毒也。生于背下，与心相对，名曰对心发，心经火毒也。生于腰，名肾俞发，肾经相火之毒。若生于肩背，名曰搭背，右为肺火，左为肝火也。生于手背，名曰手发；生于足背，名曰足发，脾经湿热之毒也。有如莲子形者，头多突起。有如蜂窠形者，孔多内陷，外结螺靥。此二种，须防毒陷。大率此证，皆由膏粱厚味，或六淫外客、七情内郁所致，积聚不散，以致荣气不从，逆于肉里耳。初觉肿痛，即宜用药消散之。散而不去，则用艾灸提脓等法。痈疽之证，始为热中，末为寒中，不可不察也。

远志膏　凡一切痈疽肿毒，初起之时，随用远志肉二三两，去心，清酒煮烂，捣为泥，敷患处，用油纸隔布扎定，越一宿，其毒立消，屡试屡验，其效如神。

普救万全膏见卷三痹证。

银花甘草汤 治肿毒初起时，皆可立消，内服此药，外敷远志膏，一切恶毒，无不消散。但宜早服为妙，倘疮已成脓，无从消散也，必须外溃。

金银花二两 甘草二钱

水煎，清酒冲服。若毒在下焦，加牛膝二钱。

陈艾丸 每岁端午日，蓄蕲艾一二斤，愈久愈良。用时取叶为炷，或加麝香、木香、雄黄末，搓成团，安蒜上灸之，名陈艾丸。

蟾蜍饼 治疔毒、脑疽、乳痈、附骨疽、臀痈一切患证，或不痛，或大痛，或麻木，用此敷贴疮头。

蟾蜍一钱，酒化 轻粉五分 乳香 没药 雄黄 巴豆各二钱 麝香三分 朱砂一钱 朝脑一钱

已上各为细末，于五月五日午时，在净室中用蟾蜍酒和药丸，如绿豆大。每用一丸，口涎调涂，贴疔疮上，以膏盖之。

菊花甘草汤 治疔之仙药也。

白菊花四两 甘草四两

水煎顿服，渣随即再煎。重者不过二剂即消，至稳至效，一切消疔之剂，皆不及此。

芎芷香苏散 凡毒多有挟风寒而发者，宜先用此散之。如毒不消，随服银花、甘草等药。

川芎 白芷 紫苏叶 赤芍 陈皮 甘草各一钱 荆芥 香附 秦艽各一钱五分

连须葱白二寸，水煎服。若兼伤食，加山楂、麦芽、菔子。若内热极盛，加连翘、蒡子。

乌金膏 去腐肉，不伤新肉，最为平善。

巴豆去壳，新瓦上炒黑，研细听用，多寡看疮势酌量。

防风汤

防风　白芷　甘草　赤芍　川芎　归尾各二钱　雄猪蹄一节

加连须葱白五根，用三大碗水煎，以绢片蘸水洗之，拭干，然后上药，其深曲处，以羊毛笔洗之。

海浮散　敷此，腐肉自化，新肉自生，此外科回生保命之灵丹也。

乳香　没药等分

上二味安箬皮上，火炙干，为极细末。敷患处，再贴膏药。此散毒净则收口，毒不净则提脓外出，其神妙难以言喻。

火照散

朱砂　血竭　没药　明雄黄各三钱　麝香五分

上五味为细末。用棉纸条长尺许，每条裹药三分，真麻油浸点，自外而内，周围照之，疮毒随药气解散，自不内侵脏腑。初用三条，渐加至五七条，疮势渐平，又渐减之。熏罢，随上乌金膏，贴以万全膏。若肿势漫衍，周围用芙蓉膏敷之。如再熏，洗去末药，其贴膏药处，药油可不必洗。

芙蓉膏

赤小豆四两　芙蓉叶四两　香附四两　菊花叶四两　白及四两

为细末。每末一两，加麝香一分，米醋调，涂住根脚。鸡子清调亦可。

化腐紫霞膏 治痈疽发背，瘀肉不腐及不作脓者。又治恶疮内有脓，而外肉不穿溃者。

轻粉 蓖麻仁研，各三钱 巴豆研白仁，五钱 白芷二钱 樟脑 螺狮肉各一钱 金顶砒煅，五分

为末，磁罐收贮。临用时麻油调，涂顽硬肉上，以万全膏贴之。至顽者不过二次即软，其力大于乌金散。

卫生汤 解毒消痈，清热活血止痛，初起相宜。

白芷 连翘 花粉各八分 荆芥 甘草节 蒡子各一钱 防风 乳香 没药各五分 银花二钱 贝母 归尾各一钱五分

水煎服。若大便闭结，热势极盛者，加酒炒大黄二三钱。

透脓散 凡痈毒内已成脓，不穿破者，服即破。

黄芪四钱 皂刺 白芷 川芎 牛蒡子 穿山甲炒研，各一钱 金银花 当归各五分

酒水各半煎服。

参芪内托散 丹溪云：痈疽未溃，以疏托解毒为主。痈疽既溃，以托补元气为主。二语可为外科枢要。

人参一钱，虚甚者倍用 黄芪三钱，酒炒 当归二钱 川芎酒炒，五分 炙草一钱五分 陈皮五分 金银花五钱 丹皮一钱 远志去心，甘草水泡，炒，一钱五分

大枣五枚，水煎服。

理中汤 温补中气，挽回元阳。

人参二钱 黑姜一钱五分 甘草炙，二钱 白术三钱，陈土炒 附子姜汁、甘草水制，一钱

大枣五枚，去核，水煎服。

参苓白术散　健脾养胃。

人参一两　茯苓二两，蒸　山药炒　苡仁炒　扁豆炒　莲肉去心炒，各二钱　砂仁一两　神曲炒黑　甘草炒，各五分　白术四两，陈土炒　陈皮一两，微炒

共为细末。每用三钱，开水下。

补中益气汤　中气下陷者举之，巅顶有病需此。

人参　炙甘草　当归各一钱　升麻　柴胡各三分　陈皮五分　黄芪二钱　白术一钱五分

大枣二枚，生姜三片，水煎服。

藿香正气散　散风寒，消饮食，止呕吐泻利。

藿香　砂仁　厚朴　茯苓　紫苏叶　陈皮各一钱　白术陈土炒　半夏　桔梗　白芷各七分　甘草炙，五分

生姜三片，水煎服。

十全大补汤　峻补气血，乃扶危定倾之大药，为收功保命之神丹。

人参　白术陈土炒，各三钱　黄芪蜜炙，五钱　茯苓一钱　当归一钱五分　大熟地一钱，九蒸九晒　白芍酒炒，一钱五分　甘草炙，八分　川芎　肉桂去皮，各五分

大枣五枚，姜三片，水煎服。虚甚者，更加附子、鹿茸。

六味汤　壮水之主，以镇阳光。凡肾经真水不足，虚火上炎，脉数有热者，宜此。

大熟地四钱　山萸　山药各三钱　丹皮　茯苓各一钱五分　泽泻一钱

水煎服。

八珍汤即大补汤去黄芪、肉桂。

归脾汤 治思虑伤脾，荣血不足，睡卧不宁。

人参 白术 当归 枣仁炒 白芍各一钱 黄芪一钱五分 远志去心，甘草水泡，炒 甘草炒，各七分 木香五分 圆眼肉五枚

水煎服。

香砂六君子汤 理脾化痰，温胃进食。

人参 白术 茯苓 炙甘草 陈皮 半夏各一钱 砂仁 藿香各八分

姜二片，枣三枚，水煎服。

桂附八味汤 益火之源，以消阴翳。凡肾经真阳不足，火衰不能生土，脉虚大无力者，宜此。

大熟地八两 山萸肉 山药各四两 丹皮 茯苓 泽泻各三两 附子 肉桂各一两

用炼蜜丸。每服四钱，淡盐水下。

紫金锭见卷四咽喉证。

脑疽对口 偏对口

生于脑，名曰脑疽。生于颈后，名曰对口。生于颈旁，名曰偏对口。正对口易治，偏对口难治，因其软肉与喉相近也。多因膏粱醇酒、风寒壅遏所致，宜用神火照法，次用乌金膏搽之，外贴万全膏，取其易溃，腐后则用防风汤洗之，掺以海浮散，仍贴万全膏，频换数次，即愈矣。

鬓疽发颐 时毒 大头天行

生于耳前后，名曰鬓疽。生于两颐，名曰发颐。初

起宜用银花甘草汤加柴胡、荆芥、薄荷、蒡子以清散之。若肿势甚极，须用砭法。若已成脓而未溃者，以乌金膏涂疮头，贴以万全膏，自然腐溃。溃后则用海浮散，并贴万全膏，自应寻愈。颏下漫肿无头，名曰时毒，俗名蛤蟆瘟是也。头面尽肿，名曰大头天行，俗名大头瘟是也。此皆风火郁热所致，初起宜用加味甘桔汤以消散之。散而不去，则用普济消毒饮以清之。若肿势极盛，兼用砭法。

普济消毒饮

甘草　桔梗　黄芩酒炒　黄连酒炒，各一钱　玄参　橘红　柴胡各五分　薄荷六分　升麻二分　连翘　牛蒡子炒，各一钱五分

水煎服。便闭甚，加大黄（酒炒）一钱。体虚加人参五分。

井口疽胁痈　肚痈　穿骨疽　鱼口　臀痈

生于心，名曰井口疽。生于胁，名曰胁痈。生于腹，名曰肚痈。生于手足腕，名曰穿骨疽。生于腿岔，名曰鱼口，生于臀，名曰臀痈。施治如前法。

护心散　患井口疽者宜多用，他证亦宜用此。

远志肉一两五钱，去心，甘草水泡，炒　绿豆粉二两　甘草五钱，炒　明乳香二两，箬上炒　辰砂二钱，研细水飞

共为细末。每服三钱，开水下。

九龙丹　治鱼口便毒、骑马痈、横痃，初起未成脓者宜此。

儿茶　血竭　乳香　没药　青木香　穿山甲炒，各

一两

上各等分为末，归尾三两，红花二两，酒煎膏，丸如桐子大。每服二钱，空心热酒送下。数服自消。

胡桃散 以大胡桃剖开口，将全蝎二枚纳入，烧灰存性，研末，热酒冲服。

疔疮

疔疮初起如芥，形如粉刺，或小泡坚硬如钉，故名曰疔。大抵肉色红肿，根脚不散者吉；若平塌漫肿，四围灰白者凶。其状不一，其色不同，有红、紫、黄、白、黑之五种，以应五脏。若生两足，多有红丝至脐；生两手，多有红丝至心；生面唇，多有红丝入喉。俱难治。速宜针红丝出血，多有生者。若患于肢末之处，毒愈凝滞，药难导达，艾灸之功为大，内服菊花甘草汤至效。如妄用疏利之剂，耗损真气，不惟无以去毒，而害反随之矣。其治法，即见前十法中。

喉痹

喉间肿痛，名曰喉痹。古人通用甘桔汤主之。然有虚火、实火之分，紧喉、慢喉之别，不可不审。虚火者，色淡微肿，溺清便利，脉虚细，饮食减少。此因神思过度，脾气不能中护，虚火易至上炎，乃内伤之火，名曰慢喉风，虚证也。午前痛甚者，属阳虚，四君子汤加桔梗、麦冬、五味、当归；午后痛甚者，属阴虚，四物汤加桔梗、元参。如不效，必加桂、附以为引导之用，加减八味汤加牛膝主之。若脉数有热，六味汤主之。更有中寒咽痛，治用半夏桂甘汤，不可误投凉药。实火者，醇酒膏粱，风火积热，火动生痰，肿痛暴发，甚则风痰壅塞，汤水不下，声音不出。此外至之火，名曰紧喉风，实证也。宜用灯窝油和浆水灌之，导去痰涎。或用土牛膝捣烂，和醋酸灌之。或针刺红肿之处，发泄毒血。或用金钥匙吹之，俾喉渐松开，饮食可入，声音得出，乃止，宜用加味甘桔汤。热甚者，兼用三黄解毒汤。谚云“走马看喉痹”是也。凡喉肿不刺血，喉风不吐痰，喉痈不放脓，乳蛾不针破，此皆非法。又有劳嗽日久，咽伤声损者，无法可疗。

缠 喉 风

缠喉风证，咽喉肿痛胀塞，红丝缠绕，故名缠喉风。甚则肿达于外，颈如蛇缠，探吐悉如前法。

缠 舌 喉 风

缠舌喉风，硬舌根而烂两旁，以羊毛蘸甘草水洗之，吹以柳花散。

乳 蛾

乳蛾生喉间，状如乳头，一边生者名单乳蛾，两边生者名双乳蛾。以小刀点乳头出血立瘥；吹以柳花散，再服甘桔汤。凡针乳蛾，宜针头尾，不可针中间，鲜血者易治，血黑而少者难治。凡用刀针血不止者，用广三七为细末，吹刀口上即止。凡使刀针，不可伤蒂下及舌下根，切记！

舌衄

舌衄，出血不止，用六味汤加生地、麦冬、牛膝、玄参主之。并吹柳花散。

悬痈

悬痈生于上腭，形如紫李。宜针破痈头，用甘草汤搅尽瘀血，吹以柳花散。

腮痈

腮痈生腮下，绕喉壅肿，先用韲汁调玄明粉，搅去其痰，再看其紫黑处，针去瘀血，其吹、服如前法。

喉疮

喉疮，命门相火也。疮势灌脓，以银针挑破之，随用荆芥、甘草煎汤洗之。其吹、服如前法。

走马牙疳牙痈　牙宣　牙痛

走马牙疳，牙龈红肿，渐变紫黑臭秽，胃热也。牙痈，牙边肿痛灌脓也。牙宣，牙根尽肿宣露于外也。吹以柳花散，兼服清胃散。牙痛，疗牙止痛散，兼服葛根汤。

喉瘤

喉瘤，生于喉旁，形如圆眼，血丝相裹。不可用刀针，宜吹麝香散，并服加味甘桔汤。

茧唇

茧唇，唇上起泡如茧，初起即用小小艾炷灸之，贴以万全膏。

肺绝喉痹

肺绝喉痹，凡喉痹日久，频服清降之药，以致痰涌声喑，或痰声如曳锯，此肺气将绝之候也。法在难治，宜用独参汤，或兼进八味汤，或兼用十全大补汤。早服者，可救十中之一二。

四君子汤

人参　白术　茯苓　甘草炙，各一钱

大枣二枚，生姜一片，水煎服。

四物汤

川芎五分　大熟地　当归　白芍各一钱五分

水煎服。加丹皮、麦冬、玉竹、山药、茯苓，退虚热至效。

加减八物汤

大熟地四钱　山萸去核　山药各二钱　丹皮　茯苓　泽泻各一钱五分　肉桂　五味各五分

水煎服。本方去五味，加附子，名八味肾气汤。

金钥匙　治喉闭、缠喉风，痰涎壅塞，口噤不开，汤水难下。

焰硝一两五钱　硼砂五钱　片脑二分五厘　雄黄二钱　白僵蚕一钱

各另研为末，和匀，以竹筒吹患处，痰涎即出。如痰虽出，肿痛仍不消，急针患处，去恶血，服前药。

三黄解毒汤

黄连一钱　黄芩　黄柏　黑山栀各一钱五分

水煎服。

柳花散　治喉疮，并口舌生疮、走马牙疳、咽喉肿痛诸证。

真青黛　蒲黄炒　黄柏炒　人中白各一两　冰片五分　硼砂五钱

共为细末，吹喉极效。

清胃散

升麻一钱　生地二钱　黄连　连翘　丹皮各一钱

水煎服。

疗牙止痛散　止牙痛神效。

牙硝三钱　硼砂三钱　雄黄二钱　冰片一分五厘　麝香五厘

共为末，每用少许擦牙。

葛根汤

葛根一钱　升麻一钱　甘草五分　赤芍一钱五分

水煎服。风胜，加荆芥、防风、薄荷。火胜，加连翘、丹皮、生地、蒡子。

麝香散

真麝香二钱　冰片三分　黄连一钱

共为末，一日夜吹五六次。

瘰　疬

瘰疬，颈上痰瘰疬串也。此肝火郁结而成，宜用消瘰丸，兼服加味逍遥散。

消瘰丸 此方奇效，治愈者不可胜计。予曾刻方普送矣。

玄参蒸 牡蛎煅、锉碎 贝母去心，蒸，各四两

共为末，炼蜜为丸。每服三钱，开水下，日二服。

加味逍遥散 治肝经郁火，颈生瘰疬，并胸胁胀痛，或作寒热，甚至肝木生风，眩晕振摇，或咬牙发痉诸证。《经》云“木郁达之”是已。

柴胡 茯苓 当归 白术 甘草 白芍 丹皮 黑山栀各一钱 薄荷五分

水煎服。

鼻痔鼻渊

鼻痔，鼻生息肉也，起于湿热，可吹硇砂散。鼻渊，鼻流浊涕不止也，起于风热，可用古拜散。

硇砂散

硇砂五分 白矾煅枯，五钱

共为细末。每用少许，点鼻痔上，即消。

古拜散

荆芥穗

上为细末。每服三钱，生姜汤调下。有火者，陈茶调下。

聤耳百虫入耳

聤豆抵耳，耳内生疔也。乃肝经郁火所结，可用红棉散，兼服加味逍遥散加菊花。百虫入耳，以猫尿滴

入，奇效。

红棉散

白矾二钱　胭脂一钱，烧灰存性

上研匀，先用棉杖子搅去脓水，更用棉杖子搅药，掺入于耳底，即干。若聤耳抵耳，加麝香五厘。

眼丹眼珠忽突

眼丹，眼旁生泡，溃而流水也，属风热，加味逍遥散主之。又眼珠忽然肿胀突出，属祟证，平祟散主之。

平祟散

黄连二分　甘草　冰片各一分　硼砂三分

人乳调，点两眼角，立消。

白秃疮落发不生

白秃疮，此火旺血虚而生虫也，麦饯散主之。发落不生，骨碎补为末，麻油调涂之。

麦饯散

用小麦一升，炒枯黄色，乘热入钵内为末，和硫黄末四两，白砒末五钱，搅匀，待冷取起，加烟胶半斤，川椒末二两，生枯矾二两，共碾极细。临用葱汤洗净，末药二三钱，麻油调搽，油纸盖扎，三日一换，换三次愈。

粉刺雀斑

粉刺雀斑，风热也，改容丸主之。

改容丸

大贝母去心　白附子　防风　白芷　菊花叶　滑石各五钱

上为细末，用大肥皂十荚，蒸熟去筋膜，捣和药为丸。早晚洗面。

破伤风

破伤风，因跌打伤头脑，而客邪乘之，以致手足搐搦，人事昏愦，天麻散主之。

天麻散

天麻　生南星泡去脐　防风各一两　荆芥三两

上为细末。每用五钱，连须葱白煎汤调下。

跌打损伤

跌打损伤之后，凡大小便通利者，可用广三七二三钱，酒煎饮之，或服泽兰汤。若二便不通，必加大黄。其破损处，可用血竭为极细末掺之，韭叶散亦良。余用天下第一金疮药最佳，可保无虞。

泽兰汤　通二便，除肠中瘀血，乃活命之灵丹也。

泽兰　当归各五钱　红花一钱　丹皮三钱　青木香一钱五分　桃仁去皮尖，研，十粒　赤芍一钱五分

水煎，热酒冲服。如大便不通，加大黄二三钱，酒炒。

韭叶散　止血如神。

石灰同韭菜叶捣饼，贴壁候干，细研，筛下听用。

天下第一金疮药　凡刀斧损伤，跌仆打碎，敷上即时止痛止血，更不作脓，胜于他药多矣。其伤处不可见

水。余制此药普送，因路远者，一时难取，故刻方广传之，今并笔书之，则此方传益广矣。各乡有力之家，修合以济急也。

雄猪油一斤四两　松香六两　面粉四两，炒筛　麝香六分　黄蜡六两　樟脑三两，研极细　冰片六分　血竭一两　儿茶一两　乳香一两，箬皮上烘去油　没药一两，同上制

已上药研极细，先将猪油、松香、黄蜡三味熬化，滤去渣，待将冷，再入药末搅匀，磁器收贮，不可泄气。

乳痈乳岩

乳痈者，乳房焮痛作脓，脓尽则愈。其初起，宜服瓜蒌散，敷以香附饼，即时消散。若已成脓，则用太乙膏贴之，若溃烂，则用海浮散掺之，外贴膏药，吸尽脓而愈。乳岩者，初起内结小核如棋子，积久渐大崩溃，有巉岩之势，故名乳岩。宜服逍遥散、归脾汤等药。虽不能愈，亦可延生，若妄行攻伐，是速其危也。

瓜蒌散

瓜蒌一个　明乳香二钱

酒煎服。

香附饼　敷乳岩，即时消散。一切痈肿皆可敷。

香附细末，一两　麝香二分

上二味研匀，以蒲公英二两煎酒去渣，以酒调药，热敷患处。

太乙膏　治一切痈疽肿毒，用之提脓极效。

肉桂一钱五分　白芷　当归　玄参　赤芍　生地　大黄　土木鳖各五钱　乳香末，二钱　没药末，二钱　阿魏一钱　轻粉一钱五分　血余一团　黄丹六两五钱

以上各药，用真麻油一斤浸入，春五、夏三、秋七、冬十日，倾入锅内，文武火熬至药枯浮起为度，住火片时，用布袋滤净药渣，将锅展净，入油，下血余再熬，以柳枝挑看，俟血余熬枯浮起，方算熬熟。每净油一斤，将炒过黄丹六两五钱徐徐投入，不住手搅，候锅内先发青烟，后至白烟叠叠旋起，其膏已成，将膏滴入水中，试软得中，端下锅来，方下阿魏散膏面上，候化尽，次下乳香、没药、轻粉，搅匀，倾入水内，以柳木搅成一块。

附骨疽伏兔疽

附骨疽，肉里浮肿而皮色不变也。宜用艾炷灸之，俾其转阴为阳乃吉。若生于膝上三寸，名曰伏兔疽，法在不治。

蛇　头　毒

蛇头毒，手足指肿，大如蛇头也。宜用艾炷隔蒜灸之，以雄黄、白芷等分为末，同大蒜捣烂灸之，或嚼生栗敷之亦效。

脱　　疽

脱疽，生于手足指，肿大如蛇头也。肿腐溃烂，掺以海浮散，贴以万全膏。

臁　疮

臁疮，生于足之内外臁，宜服生熟地黄丸，并敷海浮散，贴以万全膏。若湿热甚，而溃烂不收口者，于海浮散内加入黄柏散，同敷立效。

肠　痈

肠痈，有生于肠内者，腹内胀急，大小便牵痛如淋，转侧摇之作水声，溃后则脓从大便出。有生于肠外者，当脐肿痛，腹皮胀急，溃后则脓自脐出，甚则穿溃大肠，食虫亦自脐出，势难为矣。初起宜用千金牡丹皮散以消之。既溃，则用参芪内托之剂。

千金牡丹皮散

丹皮五钱　苡仁一两　瓜蒌仁去油，三钱　桃仁去皮尖，研，二十枚

水煎服。

悬痈脏毒　内痔外痔　脱肛

悬痈，生于肾囊之后，肛门之前，又名海底漏，最难收功。脏毒，生于肛门之两旁，初时肿痛，继则溃脓，总由湿热相火，内灼庚金而然者，宜服国老散、加减地黄丸，并敷海浮散，贴膏药，此一定之治法也。内痔外痔，亦并可服前药，洗以忍冬藤、菖蒲草，兼用田螺水搽之，可以立消。脱肛属气虚，补中益气汤。亦有血虚火旺者，四物汤加升麻。

国老散

甘草七段，用急流水一碗浸之，炙干，又浸又炙，以水尽为度，研细末。每日空心开水调下二钱。忌煎炒、烟酒、炙煿、辛辣发气等物。

生熟地黄丸

大熟地九蒸晒　大生地酒洗，各三两　山药乳拌，蒸　茯苓乳拌，蒸　丹皮酒蒸，各一两半　泽泻盐水蒸，一两　当归酒蒸　白芍酒炒　柏子去壳，隔纸炒　丹参酒蒸，各二两　远志去心，甘草水泡，蒸，四两　自败龟版浸净，童便炙炒，研为极细末，四两

共为末，用金石斛四两、金银花十二两熬膏，和炼蜜杵为丸。每早淡盐汤下四钱。

田螺水　法用大田螺一个，以冰片掺靥中，仰放盏中，少顷水流出，取搽痔疮上，其肿立消。

下　疳

下疳，生疮湿痒，或阴茎肿烂，或如菌如蛇，此湿热之甚也，宜服九味芦荟丸，并用加味逍遥散。气虚者，佐以加减归脾汤。

九味芦荟丸

芦荟五钱　胡黄连　当归　芍药　川芎　芜荑各一两　木香　甘草各三钱　胆草七钱，酒浸，炒焦

上为末，米粥糊丸，麻子仁大。每服一钱或一钱五分，开水下。

杨梅结毒

杨梅结毒，不可搽轻粉，恐毒气入内，宜服忍冬

汤，贴以万全膏，并用金蝉脱甲酒。

忍冬汤

金银花一两　甘草二钱　黑料豆二两　土茯苓四两

水煎，每日一剂，须尽饮。

金蝉脱甲酒　治杨梅疮，不拘新久轻重皆效。

好酒五斤，用大蛤蟆一个，浸酒封口，煮香二枝，取起，待次日随量之大小，总以醉为度，冬夏盖暖出汗为效；存酒，次日只服量之一半，酒尽疮愈。又治杨梅结毒，筋骨疼痛，诸药不效者更妙。服酒后七日，不许见风为要，忌口及房事百日，绝根矣。

大麻风赤白游风　鹅掌风　烂脚风

大麻风，皮肤肿起，瘙痒顽麻，如树皮吐汁之状，此湿毒生虫，甚则眉毛剥落，鼻柱崩坏，事不可为也。宜服蕲蛇酒，搽以当归膏。赤白游风，肌肤瘙痒起皮也。鹅掌风，手足心顽厚起皮也。烂脚风，脚下湿烂也。并可搽当归膏，内服逍遥散，兼用生熟地黄丸。

蕲蛇酒

蕲蛇乌梢蛇亦可，去头尾，一具　生地二两　黄柏　苦参　丹参　菊花　银花　丹皮　赤芍　当归　枸杞子　蔓荆子　赤茯苓　萆薢　百部各一两　秦艽　独活　灵仙各五钱　桑枝一两五钱

上煮好生酒五六斤，退火七日饮。

当归膏　治疠风，并可搽去游丹、鹅掌诸风。

当归　生地各一两　紫草　麻黄　木鳖子去壳　大枫子去壳　防风　黄柏　玄参各五钱　麻油八两　黄蜡

二两

先将前九味入油熬枯，滤去渣，再将油复入锅内，熬至滴水成珠，再下黄蜡，试水中不散为度，候稍冷，倾入盖碗内，坐水中，出火毒，三日听用。

汤泡火烧

汤泡火烧，不宜见冷水，宜用白芝麻壳烧灰存性，研细末敷之。若患处干燥，则用麻油调搽。或用柏子树皮为末，麻油调敷亦善。

疥疮天疱疮

疥疮，有细小不足脓者，多属风热；有肥大灌脓者，多属湿热，俱用麻黄膏搽之，十日可愈而不隐疮。仍多服金银花为妙。更有天疱疮，肿起白泡，小者如绿豆大，大者如蚕豆大，连片而生，或生头顶，或生耳前后，宜用黄柏散敷之，立瘥。

麻黄膏

雄猪油四两　斑蝥三个　麻黄五钱　蓖麻子一百粒，去壳，研烂　大枫子一百粒，去壳，研烂

先将猪油化开，下斑蝥煎数沸，随去斑蝥，再下麻黄，煎枯，滤去渣，将大枫、蓖麻肉和匀听搽。

顽　癣

顽癣乃湿热凝聚，虫行皮中，有顽厚坚硬者，俗称牛皮癣是也，宜用百部膏搽之。

百部膏

百部　白鲜皮　蓖麻子去壳　鹤虱　黄柏　当归　生地各一两　黄蜡二两　明雄黄末五钱　麻油八两

先将百部等七味入油煎枯，滤去渣，复将油熬至滴水成珠，再下黄蜡，试水中不散为度，端起锅来，将雄黄末和入，候稍冷，便入磁盆中收贮，退火听用。

自　刎

救自刎法，凡自刎喉管未断者，不可见水，急用麻线缝之，外以血竭细末搽之，随用天下第一金疮药厚涂之。绵纸盖定，然后用挟布裹脚缠住，线扎之，间日加敷药，头不可动摇，十日愈。

竹木刺入肉

竹木刺入肉，拔不出者，用象牙磨水滴之，良久自出。或用蝼蛄捣烂敷之，亦出。若日久血凝肿胀者，以花蕊散用象牙水调敷，瘀血散而刺并出矣。

花蕊散

花蕊石为末，八两　硫黄末四两

和匀，瓦罐盛之，封口，盐泥固，须晒干，安风炉中，上下著火，炼二炷香，候冷打开，研筛为极细末收贮。此散瘀血之神药也。

疯犬咬毒蛇、蜈蚣咬

疯犬咬，用明雄黄末五钱，杏仁（去皮尖）一百粒，炒研。每服二钱，虎骨煎酒送下，服尽必愈。外并用此敷患处。毒蛇、蜈蚣咬，用明雄黄细末，用蒜捣烂敷之，内服白芷护心散。

白芷护心散

白芷一两　乳香三钱　雄黄五钱　甘草五钱

共为细末。每服四钱，清酒调下。

误服砒毒野菌毒

误服砒毒，小蓟根捣汁灌之，或用金汁灌之，或用明矾、大黄为末，新汲水调灌之，得吐利为效。野菌毒，亦用金汁解之，紫金丹亦佳。

自　缢

救自缢，抱下徐解绳索，用好肉桂三钱，煎汤灌之。

落　水

救落水，以其人横伏水牛背上，沥出腹中之水，如无牛，以凳代之，随用通天搐鼻散吹鼻孔中，得嚏则活。独用半夏末吹之亦佳。

魇梦不醒

魇梦不醒，吹以通天散，更用葱白、生姜煎汤灌之。

搐鼻通天散

猪牙皂角去皮弦，一两　细辛去叶　半夏各五钱

共为极细末。每用一二分吹鼻中，得嚏则苏。

补　　遗

加味甘桔汤在鬓疽门。

甘草　桔梗各三钱　蒡子炒，二钱　荆芥三钱　薄荷五分　贝母一钱五分

水煎服。若两颐肿盛者，加柴胡一钱五分，丹皮三钱。

方剂索引

本方剂按汉字笔画排序，笔画相同者，按横、竖、撇、点、拐排序。凡书中方名相同而药物组成不同者，则分列；凡方名相同而药物组成亦同者，则并列；凡方见某处而无药物组成者，不一一载列。本书有些方剂用简称，有些方剂用加味方或加减方，所见处与实际不合，不再作检索，读者应细心体察。

二画

三画

四画

五画

六画

七画

八画

九画

十画

十一画

十二画

十三画

十四画

十五画以上